消化器内視鏡下手術シリーズ〜標準的手技を学ぶ
監修■木村　泰三

腹腔鏡下アカラシア手術，GERD・食道裂孔ヘルニア手術

■著者■

柏木　秀幸（東京慈恵会医科大学外科学講座）

へるす出版

監修の言葉

　このたび「消化器内視鏡下手術シリーズ〜標準的手技を学ぶ」（8巻）が上梓されることとなった。

　すでに多くの報告が示すように，内視鏡下手術は，体壁の損傷を少なくすることにより，美容的であるのみならず，手術侵襲を小さくすることに成功した。その結果，早期離床・早期経口摂取・早期呼吸機能改善などが可能となり，入院期間短縮・早期職場復帰などの利点が得られた。しかし一方で，内視鏡下手術は，2次元モニター下に手指を直接使うことなく手術器具のみで手術を行うという，きわめて特殊な手技である。また，対象臓器を見る方向が開腹とは異なるので，開腹手術とは異なった手順が必要な場合も多い。すなわち，手術名が開腹と同じ手術であっても，内視鏡下では開腹とは違った手技が必要となる。

　内視鏡下手術が始まった当初は，このことをよく理解せず内視鏡下手術を始めてしまう者もおり，不幸な結果をもたらすこともあった。手術を内視鏡下に安全に行うためには，開腹で行う標準手技とは別に，内視鏡下での標準手技を学ぶ必要がある。本シリーズの目的は，手術を内視鏡下に行う場合の標準手技をわかりやすく述べることである。すなわち，第1巻で基本手術手技を解説し，第2巻〜第8巻にかけて代表的な内視鏡下手術である7つの術式，すなわち，胆嚢摘出術と総胆管結石手術，幽門側胃切除術，アカラシアと逆流性食道炎手術，脾臓摘出術，左結腸切除術，右結腸切除術，食道癌手術の標準手技を解説する。上記の内視鏡下手術は，すでに本邦において多数例の積み上げがあり，内視鏡下の標準手技がほぼ確立されたといえるものである。また，執筆者はそれぞれの内視鏡下手術が本邦で始まった当初から活躍され，手技の標準化とその教育に心血を注がれてきた先生方である。

　本シリーズは，いうまでもなく現時点において最高の内視鏡下手術書である。内視鏡下手術の初心者から日本内視鏡外科学会技術認定の取得をめざす者まで，必読の書である。また，本書の発刊は安全な内視鏡下外科手術の普及に大いに貢献するものと信じてやまない。

2007年12月

富士宮市立病院院長
日本内視鏡外科学会技術認定制度委員長
木村　泰三

序　文

　アカラシア，GERD・食道裂孔ヘルニアに対する腹腔鏡下手術は1991年頃より報告が始まっている。教室では，アカラシアは1996年から，GERD・食道裂孔ヘルニアに対しては1994年から，腹腔鏡下手術が始められているが，前者は190例，後者は260例を経験するようになった。これらの食道噴門部良性疾患に対する標準的な外科治療として腹腔鏡下手術がしだいに定着してきていると思われる。アカラシアとGERDは有病率も異なり，病態も相反するものであるが，外科治療の立場からみると共通する部分が少なくない。また，今日，各種の腹腔鏡下手術が行われるようになってきているが，縫合手技が必須という点でも，これらの手術は特異的なものである。一方，下部食道から噴門部という体表から深い位置にある臓器に対する外科治療であるが，その解剖学的特殊性からも，腹腔鏡下手術の利点を最大限に生かせる手術である。

　これらの疾患の外科治療の第一の目的は，個々の患者のQOLの向上にあることが，他の外科治療と異なる点である。一方，わが国における手術件数からみた場合，まだまだ多いものではなく，疾患の特殊性を考慮して，手術適応や術式の概念に関しても，詳細に記載するようにした。また，実際の手術手技だけでなく，術中におけるトラブルや術後合併症に対する対策に関しても，著者の経験をもとに実践的な内容を述べたつもりである。これらの良性疾患に対する腹腔鏡下手術の治療成績の向上は，その適応と手術手技にあるが，安全性の高い腹腔鏡下手術を行っていただきたく，実際の臨床において，本書が参考となれば幸いである。

　最後に，このような企画を頂いた富士宮市立病院院長の木村泰三先生，ならびに大変な編集作業になったと思われるが，へるす出版の編集部の生源寺啓三氏ならびに石橋あき氏に感謝の意を表したい。

2009年1月

東京慈恵会医科大学
外科講座消化管外科
柏木　秀幸

● 目　次 ●

I　術前準備　　　　　　　　　　　　　　　　　　　　1

1.　手術適応 ………………………………………………………… 2
　1）食道アカラシア　　4
　　食道アカラシアの診断　4／アカラシアに対する治療　8／手術適応　8／手術術式　9
　2）胃食道逆流症，食道裂孔ヘルニア　　10
　　診断　10／治療と手術適応　14／手術術式－噴門形成術の種類と術式の選択　18

2.　術前処置 ………………………………………………………… 20
　1）食道アカラシア　　20
　2）GERD・食道裂孔ヘルニア　　20

3.　腹腔鏡下手術に必要な器材 …………………………………… 21

4.　インフォームド・コンセント ………………………………… 23
　1）食道アカラシア　　23
　　疾患名：食道アカラシア　23／予定術式：腹腔鏡下 Heller-Dor法（保険術式名：腹腔鏡下食道アカラシア形成手術）　25
　2）GERD・食道裂孔ヘルニア　　26
　　疾患名：逆流性食道炎（胃食道逆流症），食道裂孔ヘルニア　26／予定術式：腹腔鏡下逆流防止術または腹腔鏡下食道裂孔ヘルニア修復術（保険術式名：腹腔鏡下噴門形成術または腹腔鏡下食道裂孔ヘルニア手術）　28

II．手術の実際　　　　　　　　　　　　　　　　　　　29

1.　食道アカラシア ………………………………………………… 34
　1）食道の露出　　34
　2）胃穹窿部の授動　　38
　3）縦隔内食道の露出　　42
　4）Heller筋層切開術　　46

5）Dor噴門形成術　　50
2．GERDに対するLARS ……………………………………………… 54
　　　1）食道前面の露出　　54
　　　2）短胃動脈の切離と胃穹窿部の授動　　58
　　　3）食道の全周性の露出　　62
　　　4）食道裂孔の縫縮　　68
　　　5）噴門形成術　　70
　　　　Nissen法　70／Toupet法　74
3．食道裂孔ヘルニア ……………………………………………………… 80

Ⅲ．トラブルシューティング　　83

1．胃脾間膜の切離ならびに
　　　胃穹窿部の授動の手技におけるトラブル ………………………… 84
2．食道の露出操作におけるトラブル …………………………………… 86
　　　1）迷走神経の損傷　　86
　　　2）左副肝動脈の損傷　　86
　　　3）胃壁の損傷　　86
　　　4）気　胸　　88
3．食道粘膜の損傷 ………………………………………………………… 90
4．食道裂孔縫縮部の離開 ………………………………………………… 90

Ⅳ．術後合併症と対策　　95

1．食道アカラシア ………………………………………………………… 96
2．GERD・食道裂孔ヘルニア …………………………………………… 102
おわりに ……………………………………………………………………… 108

文　献 ………………………………………………………………………… 109

I.

術前準備

I. 術前準備

1. 手術適応

　食道アカラシアに対する手術は1913年のHellerの報告[1]に始まり，その後1923年にZaaijerによる改良が行われているが[2]，今日ではHellerの筋層切開術として普及してきている。そして，逆流性食道炎，食道裂孔ヘルニアに対する外科治療，さらにHeller筋層切開術に用いられる逆流防止手術（噴門形成術）は20世紀半ばに登場しているが，代表的なものとしては，全周性の噴門形成術であるNissen法（1961）[3]（図1a），後方2/3周性のToupet法（1963）[4]（図1b），前方1/2周性のDor法（1962）[5]（図1c）があげられる。これらの噴門形成術は腹腔鏡下手術においても多く用いられている。

　これらの外科治療に大きな変化が訪れたのは，1990年代に入っての腹腔鏡下手術の登場である。アカラシアや逆流性食道炎に対する腹腔鏡下手術は，ともに1991年に報告[6~8]されているが，しだいに普及し，標準的な外科治療となってきている。腹腔鏡下手術は外科治療であることに変わりないが，侵襲性が抑えられることにより，手術適応自体にも変化がみられている。

　一方において，これらの疾患の手術適応には明確な基準がないため，判断が難しくなることもある。一般的に外科治療の手術適応を考える場合，その判断のよりどころとなるのは，①治療効果，②代替え治療（保存的治療）の効果，③治療のリスク（併存疾患を含む）による。そのため，①疾患の病態，②的確な診断，③保存的治療の効果，④他の代替え治療，⑤目的とする外科治療の効果，⑥目的とする外科治療の合併症・後遺症についての理解が必須となる。

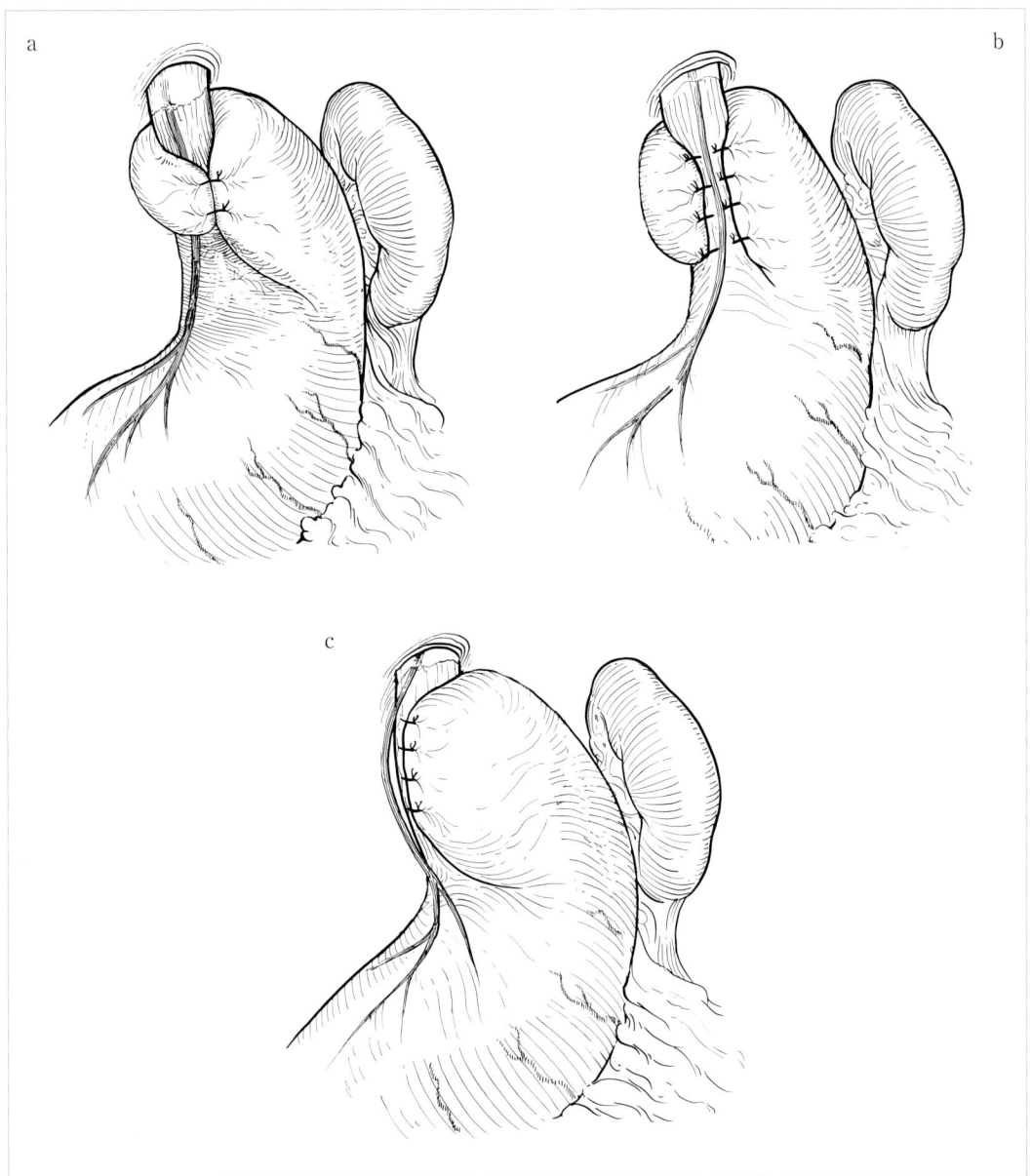

図1. 逆流防止手術(噴門形成術)の種類
a．全周性(Nissen法)，b：非全周性(後方2/3周性，Toupet法)，c：非全周性(前方1/2周性，Dor法)

1) 食道アカラシア

食道アカラシアは，食道のAuerbach神経叢の神経節細胞と神経線維の消失により[9,10]，食道の運動障害を生じる。そのため，嚥下困難，嘔吐，逆流，ゆっくりした食事スタイルなどの症状を呈することになる[11,12]。また，過半数の患者に非定型症状としての胸痛がみられるが，高齢者では少ない傾向にある[13,14]。一方，肺炎や喘息症状などの呼吸器合併症が前面に現れる場合もあり[15~17]，嘔吐などの症状は的確な診断が行われないと，心因性嘔吐として治療されることもあるので注意を要する[15]。

(1) 食道アカラシアの診断

消化器症状がある場合，上部消化管内視鏡検査が行われる。食道アカラシアでは内視鏡反転による噴門巻き付け像が特徴的とされるが[18]，実際にはこの所見のみで判断するのは困難なことが多い（図2a）。内腔面に明らかな病変がなく，通常噴門は内視鏡の通過が可能であることから，食道拡張の少ない例では診断に迷うこともある。しかし，器質性病変がないにもかかわらず，食道内に食物残渣が認められる場合には本疾患を疑うべきである（図2b）。また，噴門部の通過障害に伴う鑑別として噴門部の癌が重要であるが[19]，一方において，食道アカラシア症例の2～17％に食道癌の発生がみられるので[10]，十分に食道内を洗浄した後に観察を行う必要がある[20~22]。

I．術前準備　5

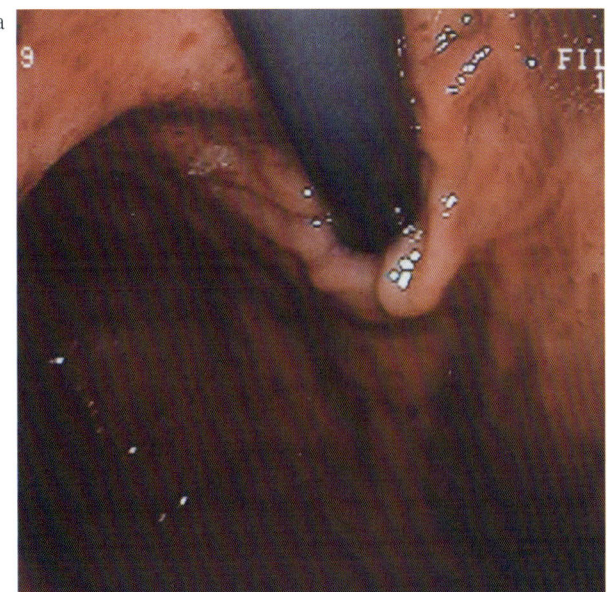

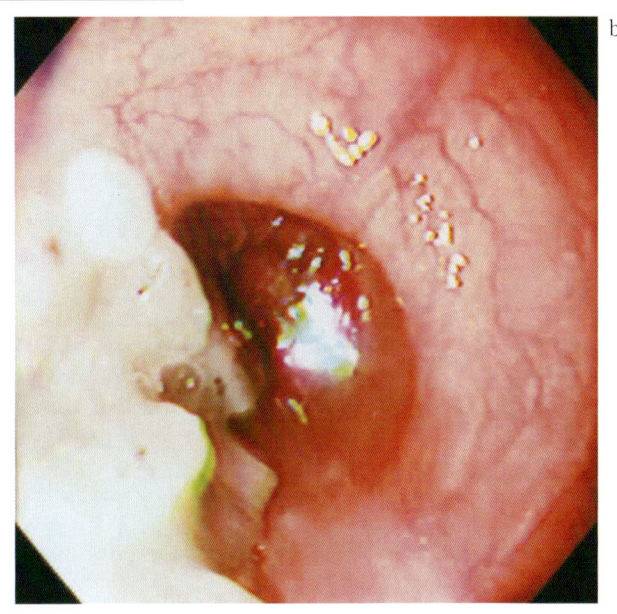

図2．食道アカラシアの内視鏡像
a：胃内反転像，b：食道見下ろし像

食道アカラシアの画像診断としては，食道造影のほうが優れており，特徴的な形態を示す。その分類に関しては，食道疾患研究会（日本食道学会の前身）のものが用いられるが[23]（**表1**），その拡張型より，紡錘型（**図3a**），フラスコ型（**図3b**），S字状型（**図3c**）に分類される。

最終的な診断は食道内圧検査で食道体部蠕動波の消失と，嚥下に伴う下部食道括約部（LES）の弛緩不全が証明されるが，付記項目としてはLES圧45mmHg以上，食道体部の静止圧の上昇があげられている[24]。しかし，アカラシアでも一部には完全弛緩がみられることから，食道造影検査の有用性を示唆する報告[25]もある。

表1．食道アカラシアの上部消化管造影像からみた分類

a)	拡張型
	1）紡錘型（spindle type：Sp）：食道の下部が筆先状またはV字状を示す。
	2）フラスコ型（flask type：F）：食道下端がフラスコ状またはU字状を示す。
	3）S字状型（sigmoid type：S）：食道の縦軸がS字状の蛇行を示す。
b)	拡張度
	1）Ⅰ度　　　grade Ⅰ（Ⅰ）　　　d（食道の最大直径）＜3.5cm
	2）Ⅱ度　　　grade Ⅱ（Ⅱ）　　　3.5cm≦d＜6.0cm
	3）Ⅲ度　　　grade Ⅲ（Ⅲ）　　　6.0cm≦d

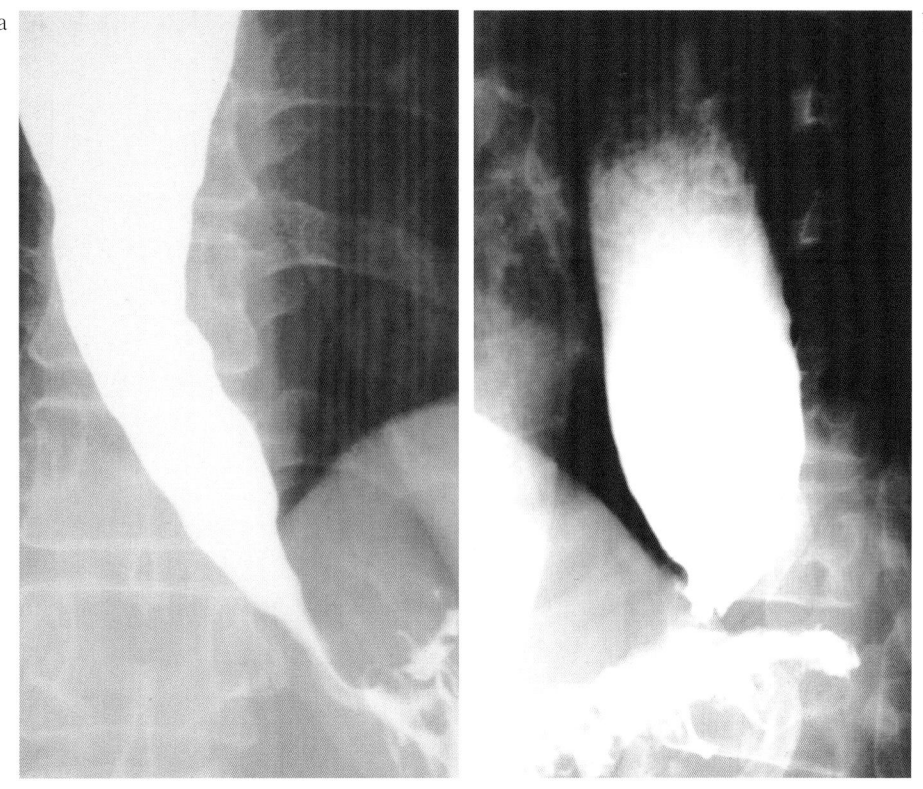
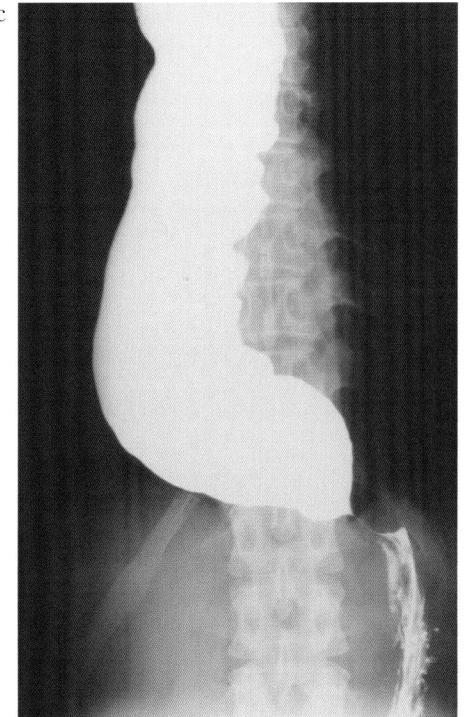

図3. 食道アカラシアの上部消化管造影像
a:紡錘型,b:フラスコ型,c:S字状型

(2) アカラシアに対する治療

　食道アカラシアに対する治療としては，薬物治療（カルシウム拮抗薬，ニトロ化合物），バルーンやブジーによる拡張治療，そして外科治療が行われているが（**図4**），その適応範囲は重複する部分も多い。薬物治療は効果が不確実であるため，症状増悪時や胸痛に対する治療として用いられ，第一選択とはならないが，拡張治療や手術へ移行するまでの補助治療となる。一方，拡張治療は外科治療に近い初期効果が得られるが，長期経過で過半数に再発がみられる[26)〜28)]。また，合併症として2.2〜4.5％に穿孔の危険性がある[29)〜32)]。とくに若年者では再発しやすいため[33)〜35)]，最初から外科治療の適応が考えられる。

　わが国では用いられていないが，ボツリヌス毒素の内視鏡下局注治療の報告も多い[36)〜38)]。初期の治療効果と安全性は高いが，治療の持続効果が短いといった特徴を有している。とくに，高齢者で有効率が高いため，ハイリスク症例や高齢者が対象となっている。また，拡張治療などの保存的治療は，外科治療の成績に影響を与えないとの報告[39)40)]もあるが，食道アカラシアの腹腔鏡下手術において，筋層切開時の粘膜損傷は7％前後に生じ，拡張治療が行われた例で発生頻度が高くなる[41)〜45)]。

(3) 手術適応

　1990年代に登場した腹腔鏡下手術は開腹手術と治療成績に差がなく，90％近くの例で嚥下困難などの通過障害に基づく症状の改善が得られている[46)〜52)]。さらに，残存する嚥下障害に対し拡張治療を追加することにより，その有効率は98％近くまで期待できる[52)]。そして，安全性と長期の治療効果の確実性から，食道アカラシアに対する治療の第一選択とする考え方も生まれてきている[53)〜55)]。

　外科治療は，従来の開胸手術，開腹手術から，胸腔鏡下手術，腹腔鏡下手術へと変わってきている。胸腔鏡下手術は開胸手術に比べ，手術時間，出血量，術後の鎮痛薬の使用量が少なく，多くの利点を有しているが[56)]，行われる手技が筋層切開のみであるため，適応が限られる。一方，術後の逆流を抑えたうえで十分な筋層切開を行うことができるため，食道アカラシアの腹腔鏡下手術では，筋層切開術と逆流防止手術（噴門形成術）が主流となってきた[57)]。

　拡張の進んだ症例では治療成績が低下する危険性があるために[58)]，腹腔鏡下手術は，初期の頃は，中等度の症例までに適応が限定される傾向にあったが[59)60)]，しだいに適応の拡大が行われてきている。拡張の進んだS字状型では治療抵抗例となる可能性もあり，食道亜全摘術の適応も考慮に入れなければならないが[61)62)]，手技の向上に伴い，進行した症例においても食道を温存した手術が推奨されている[63)〜65)]。腹腔鏡下Heller筋層切開術＋噴門形成術の適応は食道アカラシアであるが，横隔膜上憩室では，食道運動障害を合併するため[66)]，食道アカラシア合併例では憩室切除と本術式の適応がある[67)68)]。

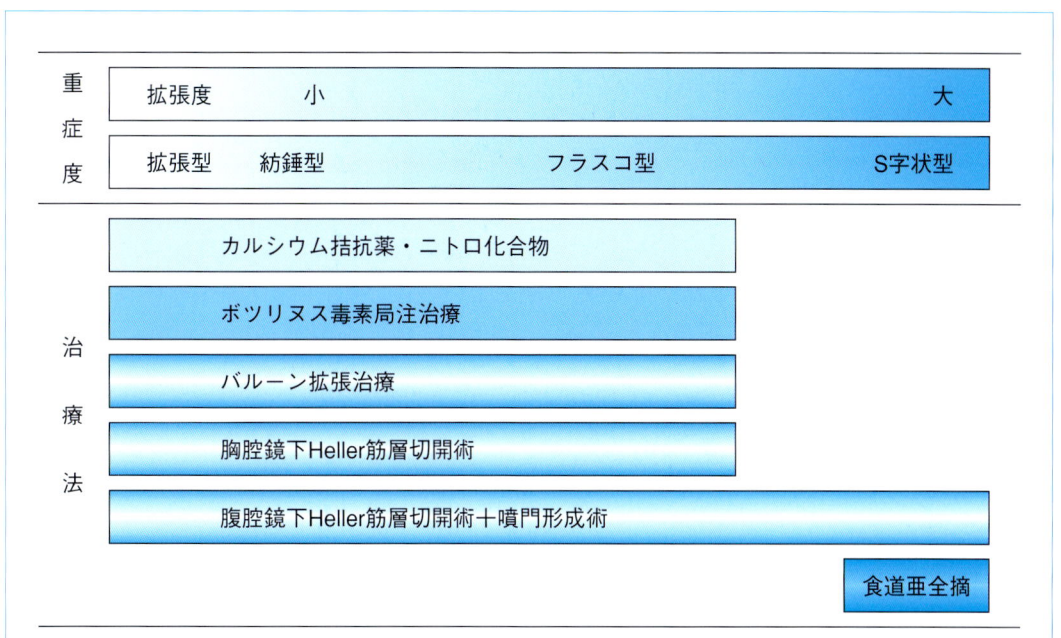

図4. 食道アカラシアに対する治療の適応範囲

(4) 手術術式

　筋層切開術に対し，噴門形成術の必要はないとの報告[69)70)]もあり，最近のメタアナリシス[71)]でも，その有用性は明らかとはなっていない。しかし，噴門形成術を加えることによる逆流防止効果の報告[72)73)]も少なくなく，腹腔鏡下手術では噴門形成術が加えられる傾向にある。用いられる噴門形成術は，Dor法[43)46)47)51)～53)57)58)72)74)75)]とToupet法[43)49)51)54)73)76)]が用いられており，わが国の報告もDor法[55)77)～79)]，Toupet法[77)80)]が多い。

　一方，全周性の噴門形成術であるNissen法を加える手技[81)～83)]も報告されており，逆流防止効果は高くなるが，一方において嚥下困難の危険性が高くなるので，避けられる傾向にある。逆にHis角形成でもDor法と嚥下困難や術後の逆流に差がないとする報告[84)]もあるが，現在のところ，Dor法やToupet法が主流であることに変わりない。Dor法とToupet法の比較において差はないが[85)]，筋層切開部を覆うDor法のほうが安全性の高い術式であり[86)]，Dor法が多く用いられる理由ともなっている。Heller-Dor法と同様の手技は，1967年にJeklerとLhotkaにより報告され[87)]，開腹手術の時代のわが国ではJekler-Lhotka法として愛用された手技である。しかし，今日では世界的にもHeller-Dor法のほうが理解しやすく，Jekler-Lohtka法の名称を用いる報告は少なくなってきている。

2）胃食道逆流症，食道裂孔ヘルニア

逆流性食道炎は，今日では胃食道逆流症（gastroesophageal reflux disease，以下GERD）の概念に含まれるようになってきた。その理由としては，食道炎陰性GERDの存在が重要となってきたからである。また，胸焼け，呑酸のような定型症状以外に，嚥下困難や胸痛などの非定型症状，さらに呼吸器症状，咽喉頭症状[88)89)]，慢性副鼻腔炎[90)]などの食道外症状の存在が重要となっている（表2）。さらに，GERDは睡眠障害にも影響を与えている[91)]。そのため，食道炎陰性例，非定型症状，食道外症状の場合に，いかにGERDの診断を行うかがポイントとなる。

（1）診　断

上部消化管内視鏡検査は，食道炎や食道裂孔ヘルニアの診断に有用であり，見下ろし像において，食道炎と食道裂孔ヘルニアを診断することができるが（図5a），この疾患では胃内反転による噴門の観察が重要であり，噴門の開大やヘルニアを診断することができる（図5b）。また，逆流性食道炎の高度例では，食道潰瘍を伴うことがまれに認められるが（図6a），合併するBarrett食道の診断に有用であり（図6b），Barrett食道の疑われる例ではヨード染色や組織生検が必要となる。ところで，食道炎の分類に関しては，今日Los Angeles分類[92)]（表3）が用いられている。

表2. 胃食道逆流症（GERD）において出現する症状・疾患

1.	定型症状・疾患
	1）胸焼け　　　　2）呑酸
	3）食道炎
2.	随伴症状
	1）心窩部痛　　　2）嚥下困難
	3）嘔吐　　　　　4）げっぷ（おくび）
	5）腹部膨満　　　6）体重減少
	7）吃逆　　　　　8）出血
3.	非定型症状・疾患
	1）胸痛（非心臓性胸痛）
	2）呼吸器症状（喘息，慢性咳嗽，呼吸器感染症）
	3）咽喉頭症状（咽喉頭違和感，嗄声，喉頭肉芽腫）

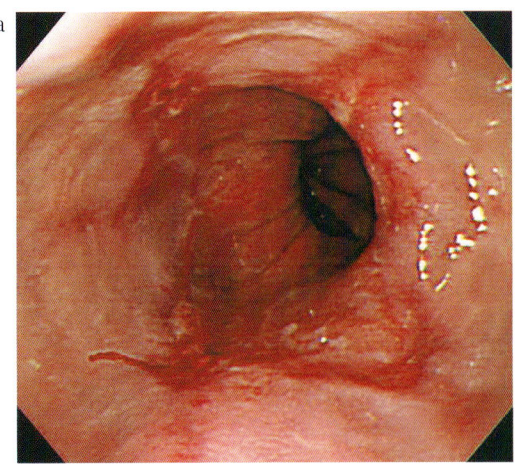 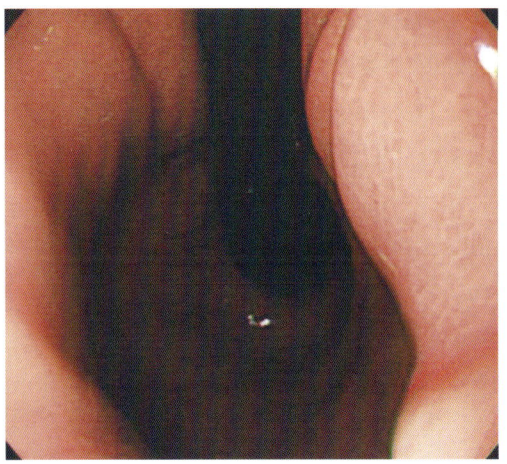

図5. 逆流性食道炎，滑脱型食道裂孔ヘルニアの内視鏡像
a：見下ろし像，b：反転像

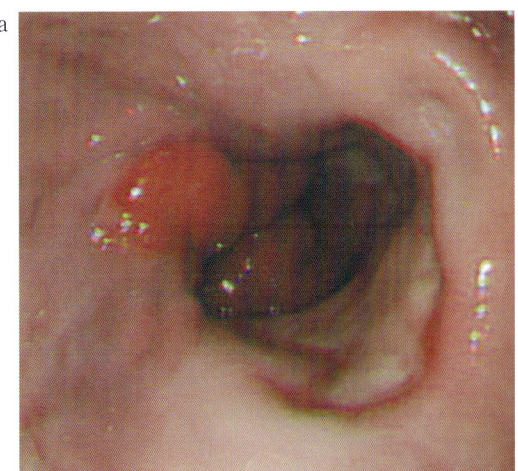 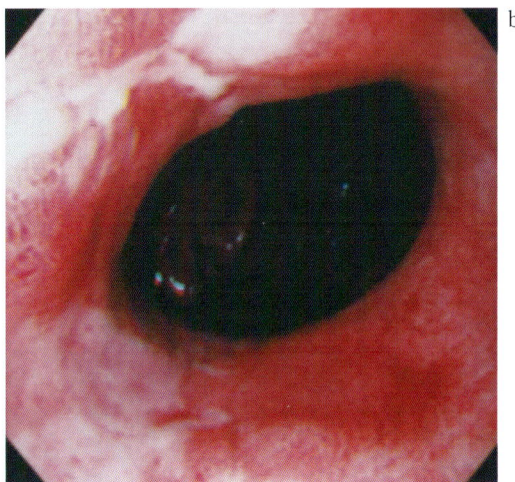

図6. 逆流性食道炎の内視鏡像
a：食道潰瘍，b：Barrett食道

表3. 逆流性食道炎の重症度分類（Los Angeles分類）

粘膜傷害（mucosal break）：周囲粘膜と明確に区分される白苔ないし発赤を有する領域
Grade A：粘膜傷害が粘膜ヒダに限局し，長径が5mmを超えないもの（孤立性病変，5mm未満）
Grade B：粘膜傷害が粘膜ヒダに限局し，長径が5mmを超えるもので，相互に癒合しないもの（孤立性病変，5mm以上）
Grade C：複数の粘膜ヒダにまたがって癒合しているもので，全周の75%を超えないもの（複合性病変，全周の75%未満）
Grade D：癒合性病変で，全周の75%以上にまたがるもの（癒合性病変，全周の75%以上）
付記項目：食道狭窄，食道潰瘍，Barrett食道の有無

上部消化管造影検査は食道裂孔ヘルニアの診断に有用となるが,食道裂孔ヘルニアは①滑脱型(図7a),②傍食道型(図7b),③混合型(図7c)に分類される。とくに滑脱型はGERD発生の要因として重要であり,実際のところGERD手術例の90％以上は食道裂孔ヘルニアを合併している。ところで,胃の1/3以上が縦隔内に入っているものは巨大食道裂孔ヘルニアと呼ばれている[93)94)]。多施設の外科治療の成績の比較を行う場合に,疾患の重症度の基準を設ける必要があるが,この目的で国際食道疾患会議のAFP分類[95)]が作られている(表4)。A因子は食道裂孔ヘルニアの程度を評価し,F因子は後に述べるpHモニタリング検査のpH4.0未満の％ holding time を示している。P因子は食道炎の重症度であるが,Savary & Miller分類に準じている。

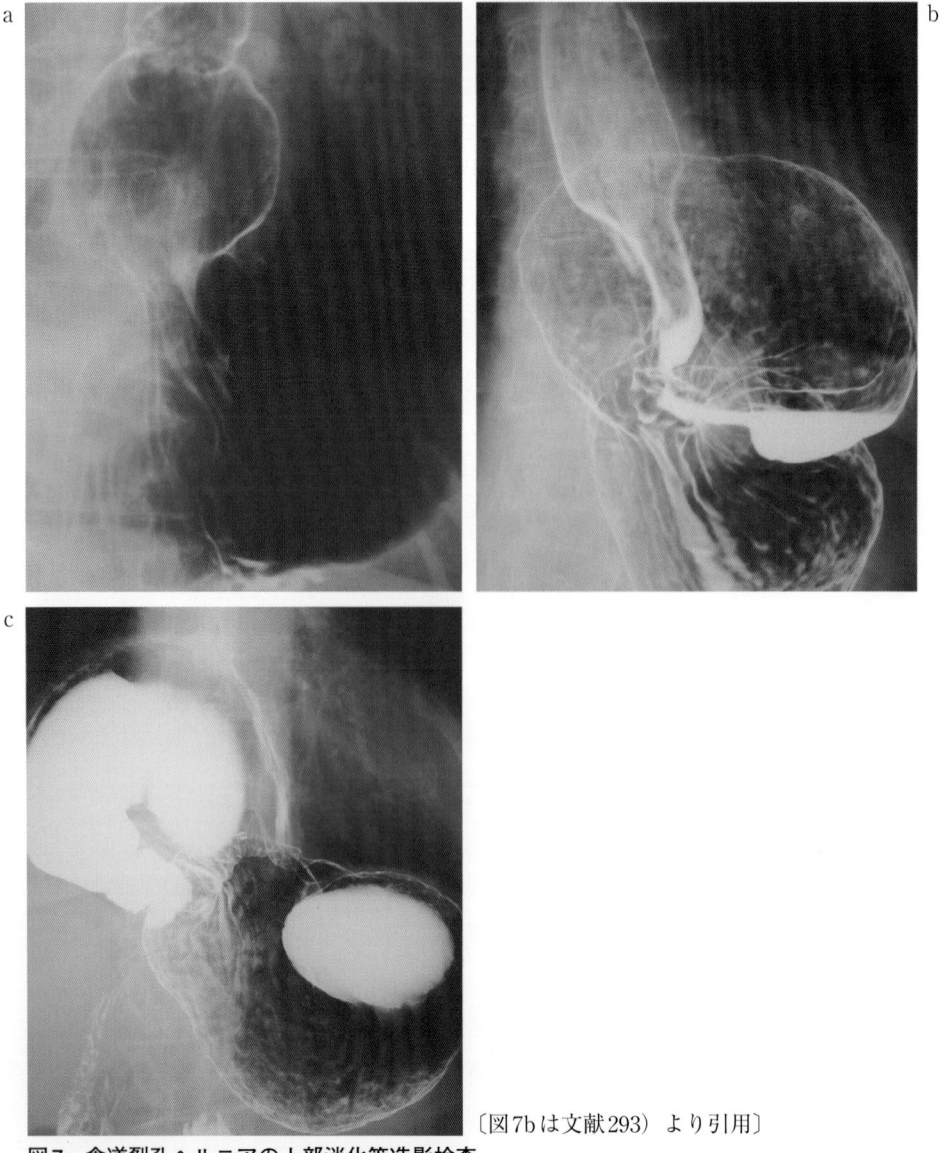

〔図7bは文献293)より引用〕

図7. 食道裂孔ヘルニアの上部消化管造影検査
a：滑脱型, b：傍食道型, c：混合型

表4. AFP分類（国際食道疾患会議）

1) A ＝ Anatomy（食道裂孔ヘルニアの程度）
   A0：食道裂孔ヘルニアを認めない
   A1：軽度または間欠的な食道裂孔ヘルニアが認められる
   A2：常に滑脱型食道裂孔ヘルニアが認められ，消化管造影で縮小しないか，または内視鏡検査にて横隔膜より3cm以上口側に食道胃境界部が位置する
   A3：混合型または傍食道型のヘルニアを認める

2) F ＝ Function（24時間食道内pHモニタリング）
   F0：pH4.0未満のholding time（％）が4.0％未満
   F1：pH4.0未満のholding time（％）が4.0％以上で8.0％未満
   F2：pH4.0未満のholding time（％）が8.0％以上で20.0％未満
   F3：pH4.0未満のholding time（％）が20.0％以上

3) P ＝ Pathology（食道炎の程度）
   P0：肉眼的に粘膜の異常を認めない
   P1：びらん性病変は孤立し，癒合していない
   P2：びらん性病変は全周性か，または癒合している
   P3：狭窄や短食道または穿通のような食道壁の慢性病変を伴う

付記事項：Barrett食道：(CLO)，既往手術：PS

　24時間食道内pHモニタリング検査は，GERDの客観的評価のgolden standardとなっているが，手術適応例でも必ずしも全例に行う必要はないといわれている[96]。たとえば，滑脱型食道裂孔ヘルニアを伴う食道炎症例，定型症状やproton pump inhibitor（PPI）投与により症状の改善が認められる例では，必ずしも必要としないが，食道炎陰性例，非定型症状，呼吸器症状が主体となる症例では24時間pHモニタリング検査による酸逆流の有無を評価したうえで，手術適応を考慮する必要がある[97,98]。PPI投与による反応から，GERDの評価を行う方法として，PPIテストがあるが，24時間pHモニタリング検査を対照とした場合，感度は78％，特異度は54％の値が報告されている[99]。

(2) 治療と手術適応

今日のGERD治療の第一選択はPPIであるが，初期治療，維持療法を含めPPI抵抗例が腹腔鏡下逆流防止手術（laparoscopic antireflux surgery，以下LARS）の手術適応となる（表5）。以下に手術適応に関する積極的因子と危険因子を解説する。

a．PPI抵抗例

PPI抵抗例に対しても逆流防止手術は良好な成績を示すが[100]，PPI抵抗性は手術成績が不良となる危険因子の一つとしてあげられる[101]。

b．呼吸器合併症

GERDに関連する症状としては呼吸器症状が近年注目を集めている。逆流防止手術は呼吸器症状[102〜105]や咽喉頭逆流症状[106]に70〜90％の改善効果を示し，薬物治療よりも高い改善効果を示すので[107)108]，手術適応を考慮する。さらに，薬物治療抵抗例に対しても有効であるが[109]，その判断にあたってはpHモニタリング検査やPPI投与による反応が重要となる。

c．巨大食道裂孔ヘルニア

傍食道型・混合型ではGERDの合併は限られているが，食後の痛み，嘔吐，嚥下困難などの症状を呈し，捻転など血行障害により緊急手術を必要とすることもある[110]。傍食道型ヘルニアに対し，噴門形成術を付加するかどうかは見解が分かれている。純粋な傍食道型ヘルニアの術前診断の信頼度は低い[111]。食道の露出操作時に噴門部の逆流防止機構は壊されてしまうので，筆者は噴門形成術（主にToupet法）を加えるようにしている。

表5．腹腔鏡下逆流防止手術（LARS）の適応と危険因子

1. 手術適応
   ①プロトンポンプ阻害薬に抵抗性の症例
   ②呼吸器症状を合併する症例
   ③巨大食道裂孔ヘルニア症例
   ④プロトンポンプ阻害薬維持療法例
   ⑤Barrett食道を合併する症例
2. 手術適応を考慮する因子（とくに維持療法に対する適応）
   ①Los Angeles分類Grade C以上の食道炎
   ②若年者
   ③服薬コンプライアンス不良例
   ④服薬中止により症状が強い症例
   ⑤外科治療を希望する症例
3. 術後成績が不良となる危険因子
   ①短食道—狭窄，Barrett食道，巨大食道裂孔ヘルニア，再手術例
   ②PPI治療に対する反応のない症例
   ③非定型症状（呼吸器症状，嚥下困難，胸痛など）のみの症例
   ④24時間pHモニタリングで酸逆流が証明されない症例
   ⑤空気嚥下症の症例
   ⑥うつ状態・不安状態の症例

〔文献294）より引用〕

d．PPI維持療法例

PPI維持療法は優れた治療であるが，逆流を直接抑制するのではなく，胃酸分泌を抑えることにより，酸逆流に対する抑制を行っている．そのため，症状の改善した例において，PPI治療のほうが酸逆流の残存が多い[112]．さらに，逆流症状の改善効果は逆流防止手術のほうが高く[113)114)]，維持療法例に対してもLARSの適応がある[115]．LARSでは，逆流関連の症状の改善効果は明らかであるが，一方において，嚥下困難などの手術に伴う愁訴の出現が認められるようになる[113)116)]．とくに若年者，薬剤中止の症状の強い例，服薬コンプライアンス不良例が手術適応となるが，服薬コンプライアンス不良例は術後のQOLの改善率が悪く，嚥下困難や再手術率が高くなる傾向にある[117]．

e．Barrett食道

Barrett食道の改善も期待できるが[118]，その目的は進行の抑制にある．当然ながら，逆流防止効果不良例では異型上皮出現の危険性が高くなる．Barrett食道に対する治療としては，アルゴンプラズマ治療を術前[119]または術後[120]にLARSと併用することも行われている．Barrett食道の有無にかかわらず，術後のQOLの改善は期待できる[121)122)]．しかし，Barrett食道患者は術前の逆流症状が低いという特徴を有しているので，術後の両者のQOLに差はないが，改善効果としては劣ることになる[123]．

f．内視鏡的食道炎陰性GERD（非びらん性GERD；NERD）

食道炎陽性例との比較において，改善効果や満足度に差がなく[124)125)]，GERD関連症状の強い症例がよい適応となる．

g．pHモニタリング検査による酸逆流低値例

GERDの証明には，24時間pHモニタリング検査が行われる．通常pH4.0未満の％holding timeが4.0％以上の場合に病的逆流に分類される．4.0％未満であっても胸焼けなどの定型症状がある場合にはLARSの禁忌とならないが，定型症状のない例や酸分泌抑制薬に対する改善のみられない例では手術を避けるほうがよい[126]．

h．非定型症状例

胸焼け，逆流など定型症状の存在はLARSの効果を期待できる因子であるが，一方，嚥下困難，胸痛などの非定型症状のみの場合やPPIに対する反応がみられない場合には，治療成績の低下を招く危険性がある[127]．一方，空気嚥下症がある場合，おくびや腹部膨満の改善は不良となり，満足度の低下が生じる可能性がある[128]．

i．その他の術後成績が不良となる危険因子

うつ状態や不安状態にある患者では術後の満足度が低下するので[129]，術後愁訴の少ないToupet法の選択を勧める報告もある[130]．このほかに，術後成績が不良となる危険因子としては，肥満，狭窄例，巨大食道裂孔ヘルニア，短食道，上腹部手術または逆流防止手術の既往など[131]があげられている．しかし，これらの危険因子も手術適応を否定するものではなく，個々の症例で詳細な評価に基づき，手術適応と術式選択の慎重な判断を必要とする．

j．高齢者

とくに巨大食道裂孔ヘルニアや食道炎の重症例に対しては，高齢者も手術の対象となる。LARSは高齢者に対する安全性や有用性も高いが[132)〜135)]，併存疾患を有することが多く，十分な術前の全身評価が必要である。

k．内視鏡治療

近年，海外からのGERDに対する内視鏡治療の報告[136)137)]が盛んに行われている。種類としては，Stretta法[138)139)]，EndoCinch（ELGP）法[140)]，Full thickness plication法[141)]，Enteryx法[142)]，Gatekeeper法[143)]などである。その適応として，嚥下困難，狭窄，Savary & Miller分類のグレード2以上（Los Angeles分類のGrade C以上）の食道炎，2cm以上の食道裂孔ヘルニアが除外されている[144)]。症例の選択により，腹腔鏡下手術の代替え治療になり得るが，合併症や効果不良例，再発例も認められているので[145)146)]，長期評価が待たれる。わが国ではEndoCinchが，平成18年度より内視鏡下食道噴門部縫縮術として保険適応となっており，今後は，この領域の内視鏡治療が増加するかもしれない。

ところで，内視鏡治療後の再発に対する腹腔鏡下手術の報告も行われるようになってきているが，Enteryx法の後では線維化による強固な癒着が[147)]，EndoCinch（ELGP）後では術後の嚥下困難の延長が指摘されている[148)]。

l．短食道

通常の噴門形成術における危険因子として短食道の存在がある。短食道とはCollis胃形成術のような食道延長を必要とする病態を意味するが，上部消化管造影での特徴は5cm以上の滑脱型ヘルニア（図8a）で，内視鏡で重度食道炎，Barrett食道，狭窄などが観察される（図8b）。しかし，腹腔鏡下に縦隔内の食道を広範囲に露出することにより，Collis-Nissen法を必要とする短食道は存在しないとする報告[149)150)]もある。

食道延長術としてのCollis胃形成術[151)]の適応は2.6〜15.6%[152)〜157)]となっているが，食道裂孔ヘルニアが高度であれば，その可能性が高くなる。短食道の発生には，酸逆流よりも十二指腸液の逆流の関与が指摘されている[158)]。そして，狭窄，巨大食道裂孔ヘルニア，Barrett食道，逆流防止手術の再手術を必要とする例は短食道の危険因子であり[155)156)]，とくに狭窄の存在が重要となる。

一方，狭窄例ではCollis-Nissen法に拡張治療を加える必要がある[159)]。また，Collis胃形成術も腹腔鏡下に行われるようになってきたが[160)]，高度の技術を要する。一方において，腹腔鏡下の手技も改良が加えられるようになってきている[161)]。再手術の要因としても短食道の存在が指摘されているが，再手術における術式としてもCollis胃形成術と噴門形成術が用いられている[162)]。

Ⅰ. 術前準備　17

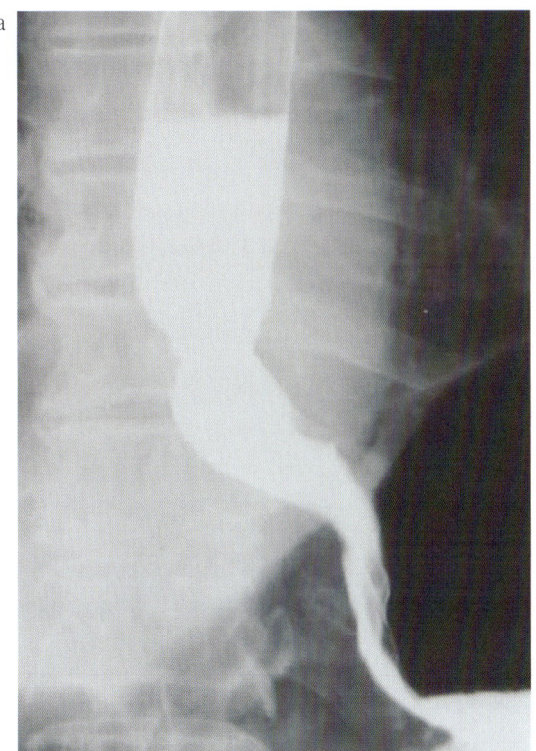

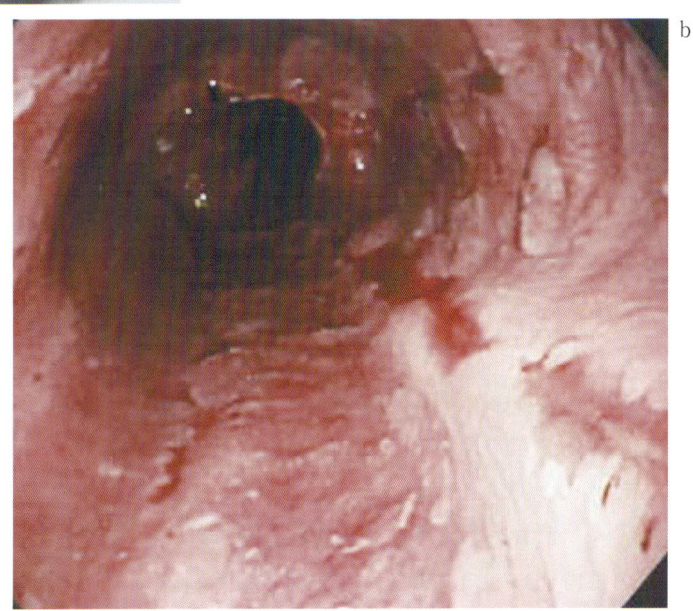

図8. 短食道例の上部消化管造影像（a）と内視鏡像（b）

（3）手術術式―噴門形成術の種類と術式の選択

　GERDは食道運動障害を伴い，食道運動障害の程度は逆流の重症度と相関するが，術後の嚥下困難の発生には，術前に存在する嚥下困難の症状と手術手技が重要で，噴門形成術の種類の影響は少ない。LARSでは全周型のNissen噴門形成術や，非全周性のものとして，後方型（2/3周）の噴門形成術であるToupet法や，前方型（1/2周）のDor噴門形成術が用いられている（図1）。前方からの噴門形成術は術後の嚥下困難などの愁訴は少ないが，逆流防止効果は他の噴門形成術に比べ劣っている[163)～169)]。

　今日，LARSにおける噴門形成術としてはNissen法がもっとも多く用いられているが，Toupet法も広く用いられている術式である。両術式の逆流防止効果に差はないとする報告も少なくないが[170)171)]，長期経過ではNissen法が逆流防止の維持効果に優れ，嚥下困難などの術後愁訴はToupet法のほうが少ないのが特徴といえる[172)～174)]。逆流防止手術の問題点として，術後の嚥下障害があるが，その成因は多様であり，必ずしも術式選択の必要性はなく[175)～177)]，Nissen法は食道運動障害のある患者に対しても禁忌ではなくなってきている[178)～180)]。しかし，Toupet法のほうが嚥下障害の発生率が低く[174)176)]，食道運動障害例に対するToupet法の有用性を示唆する報告[181)]も少なくない。また，逆流防止効果がNissen法より劣る危険性があることから，軽症例に対する適応を推奨する報告[182)]も認められる。

　Nissen法とToupet法の選択に関しては結論が出ておらず，両術式の適応範囲から，明確に結論づけることはできないかもしれない。筆者は，両術式の特性より，現在のところ，①高齢者，②選択的近位迷走神経切離術（選近迷切術）を加える場合，③食道ブジーを挿入できない場合，そして④傍食道型・混合型のヘルニアに対しToupet法を選択し，ほかはNissen法の選択としている[183)]（図9）。十二指腸潰瘍合併例には，Toupet噴門形成術に選近迷切術が，潰瘍による狭窄を合併する場合にはFinney幽門形成術（小開腹）が加えられる。短食道合併例では，腹腔鏡下にCollis胃形成術を加えたNissen噴門形成術が選択される。

　LARS術後の嚥下困難例に対するNissen法からToupet法への変換，食道裂孔ヘルニア再発に対するヘルニア修復は腹腔鏡下に行えることも少なくない。

　これらの治療にもかかわらず，逆流性食道炎が持続・再発する場合，一次性・二次性の胃排出障害や十二指腸液の逆流も関与するので，最終的には，酸分泌を抑え，十二指腸液の逆流を防止する選択的胃迷走神経切離術＋胃半切除＋Roux-Y再建法の適応を考慮しなければならない。

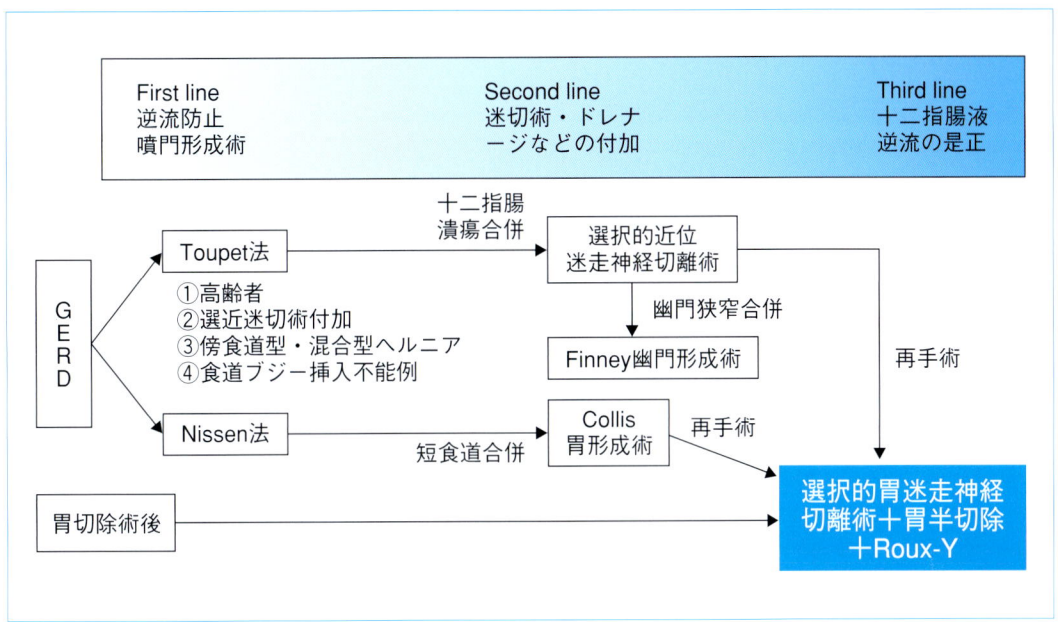

図9. GERDに対する外科治療の選択

2．術前処置

　腹腔鏡下手術は全身麻酔を必要とするため，そのための評価が必要となるが，特殊なものは少ない．腹腔鏡下手術は，開腹手術に比べ術後合併症の発生率が低く[174)184)]，とくに術後呼吸機能の低下が少ないことから[185)]，肺合併症も低く抑える傾向にある[186)]．そのため，高齢者など併存疾患合併例に対しても外科治療の適応を広げることが可能となるが，気腹に伴う循環器系への影響を無視することはできない．とくに，食道アカラシアやGERDに対する腹腔鏡下手術のように，噴門に手術操作が及ぶ場合，とくに頭高位の体位と縦隔内の露出操作では心拍出量が低下するので[187)]，心機能の評価と循環器疾患合併例に対する適応に注意する．また，食道アカラシア，GERDとともに，胸痛を主訴とする場合があるので，その場合には冠動脈系疾患の有無の評価が必要である．

1）食道アカラシア

　症状は通過障害に基づくものであるが，重症例では誤嚥に伴う肺炎などの呼吸器合併症を伴っていることも少なくないので，その場合には，術前よりの呼吸器系の管理が必要となる．また，食道内に食物残渣が貯留していることが多く，麻酔時の誤嚥の症例も認められるので[188)189)]，拡張の高度な例では，前日から胃管を挿入して，食道内を洗浄する必要があり，さらに手術当日も麻酔導入前に経鼻胃管を挿入して，食道内の洗浄ならびに吸引を行っている．

2）GERD・食道裂孔ヘルニア

　胃食道逆流に伴う喘息症状を伴う例も存在するが，手術により改善が期待できる．しかし，呼吸器合併症例では活動性肺炎の有無，喘息例では呼吸器内科との連携のうえで，ステロイドの使用など，術前管理に関する検討を行う必要がある．また，食道炎による食道狭窄が高度な例では，術前に内視鏡的拡張を行っている．

3. 腹腔鏡下手術に必要な器材

　食道アカラシアの手術では筋層切開の手技が加わることになるが，食道アカラシア，GERD・食道裂孔ヘルニアに対する腹腔鏡下手術は手技に共通する部分が多く，必要とする器材も同じである（**表6**）。腹腔鏡としては，30°または45°の斜視鏡を用いている。

　噴門の視野展開のため，肝左葉を挙上するリトラクター，胃を把持・牽引するエンドクリンチなどの臓器損傷の少ない把持鉗子，短胃動脈などの血管切離のための超音波凝固切開装置（ultrasonic activating device，以下USAD）（ソノサージ®，ハーモニックスカルペル®，オートソニックス®），ならびにリガシュア®のようなベッセルシーリングシステム，さらに食道裂孔の縫縮や噴門形成時の縫合に関する器材を用意する必要がある。

表6. 食道アカラシア，GERD・食道裂孔ヘルニアに対する腹腔鏡下手術に必要な器材

1. 一般的な器材
   1) 気腹装置（高流量のもの）
   2) モニター（2台）
   3) 腹腔鏡（30°斜視鏡とCCDカメラ）
   4) 鉗子（把持鉗子，剥離鉗子，剪刀，フック型電極など）
   5) エンドツッペル
   6) エンドクリップ
   7) 電気メス（高周波メス）
   8) トロッカー（5本）

2. 特殊器材
   1) 肝左葉挙上用リトラクター
      ダイアモンドフレックス（トライアングルタイプ。コスモテック社製）
      またはエンドリトラクト（タイコヘルスケアジャパン社製）
   2) リトラクター固定具
      フレックスアーム（ニスコ社製）
   3) 胃牽引用把持鉗子（2本以上）
      エンドクリンチ
   4) 超音波凝固切開装置（USAD），ベッセルシーリングシステム
   5) 食道牽引用
      ペンローズドレーン
   6) 持針器
   7) 結紮器
      ノットプッシャーまたはギャザリー鉗子
   8) 縫合糸
      3-0 PRONOVA（SH）(90cm)（エチコン社製）（体外結紮の場合）
   9) 食道拡張ブジー（または術中内視鏡）

食道アカラシア，GERD・食道裂孔ヘルニアに対する腹腔鏡下手術では，縫合手技は必須であり，治療成績にも影響を与えるため，事前に十分に縫合に関する手技の習熟が必要である．筆者は体外結紮法を用いているため，持針器ならびにノットプッシャーなどの結紮器を用意している．糸は滑りのよいものが必要となるので，非吸収性のモノフィラメント糸としてPRONOVA®3-0を使用している．Heller-Dor法やNissen法では食道ブジー挿入によるcalibrationが行われ，約2cm径のものが用いられる（**図10a, b**）．エンドルミナ（**図10c**）は挿入時にガイドワイヤーが必要なく，安全性が高いが，現在は販売されていない．

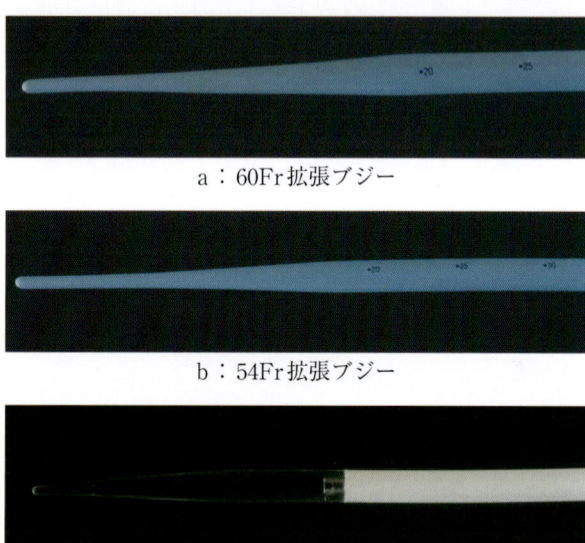

a：60Fr拡張ブジー

b：54Fr拡張ブジー

c：56Frエンドルミナ

図10．食道拡張ブジー

4．インフォームド・コンセント

　疾患の病態，腹腔鏡下手術の有効性や合併症，他の治療法などの説明が必要となる。本来，輸血を必要とする治療ではないが，術中，術後出血に関する開腹移行や再開腹，さらに輸血の可能性に関する説明も行う。

1）食道アカラシア（表7）

(1) 疾患名：食道アカラシア

a．病態，重症度

　食道平滑筋の神経叢の変性に伴う食道運動障害で，下部食道括約部の弛緩不全により，胃への排出障害が出現する。運動障害の範囲は下2/3の平滑筋が存在する範囲であるが，治療は下部食道括約部の弛緩不全の改善を目的とする。拡張型，拡張度が進むほど，進行した状態であると考えられ，とくにS字状型では治療成績が低下する危険性がある。

b．手術適応

　食道アカラシアによる通過障害に伴う症状（嚥下困難，嘔吐，逆流など）を呈する例や，呼吸器合併症を伴う例が手術適応となる。

c．他の治療法

①保存的治療：拡張治療

　初期治療の効果は，腹腔鏡下手術と同等であるが，2.2〜4.5％の穿孔の危険性と，長期経過において過半数の再発がみられる。とくに若年者では再発しやすい。

②他の外科治療：開腹手術

　行われる術式（Heller-Dor法）は同じであるが，治療成績としては腹腔鏡下手術と差がない。ただし，より細かい操作が可能であり，出血などの対応に強いので，腹腔鏡下手術における出血などの合併症に対し，開腹に移行することがある。また，S字状型の再手術例では，食道亜全摘術の選択もある。

表7. 食道アカラシアに対する腹腔鏡下手術のインフォームド・コンセント

①疾患名：食道アカラシア
  a）病態，重症度
    食道平滑筋の神経叢の変性に伴う食道運動障害で，下部食道括約部の弛緩不全により，胃への排出障害が出現する。
    治療は下部食道括約部の弛緩不全の改善を目的とする。
  b）手術適応
    通過障害に伴う症状（嚥下困難，嘔吐，逆流など）の改善，呼吸器合併症の改善を目的とした治療を行う。
  c）他の治療法
    （a）保存的治療：拡張治療
      初期治療の効果は腹腔鏡下手術と同等であるが，2.2～4.5％の穿孔の危険性と，長期経過で過半数に再発がみられる。
      とくに若年者で再発しやすい。
    （b）他の外科治療：開腹手術
      行われる術式（Heller-Dor法）は同じで，治療成績は腹腔鏡下手術と差がない。ただし，細かい操作が可能で，出血などの対応に強く，腹腔鏡下手術における出血などの合併症に対し，開腹移行により対応することがある。

②予定術式：腹腔鏡下Heller-Dor法（保険術式名：腹腔鏡下食道アカラシア形成手術）
  a）術式の特徴
    Heller筋層切開術による通過障害の改善と，Dor噴門形成術による筋層切開に伴う逆流防止効果を目的とする。アカラシアの通過障害に対する改善効果は90％である。
  b）予定手術時間　2～3時間
  c）術中合併症・偶発症
    （a）手術死亡はきわめてまれ。併存疾患が問題となる。
    （b）まれに出血や食道・胃の損傷による開腹移行と輸血の危険性がある。
    （c）筋層切開時の食道粘膜の損傷は7％である。
    （d）縦隔内の食道露出時にまれではあるが気胸の危険性がある。
  d）術後合併症
    （a）翌日より水分摂取を始め，第2日目より食事を開始する。
    （b）まれに胃排出障害がみられる。
    （c）一般的な全身麻酔時の合併症（無気肺などの呼吸器合併症，肺梗塞など）。
    （d）腹腔内手術に伴う合併症（出血，消化管穿孔，腸閉塞）。
  e）退院後の注意点
    （a）通過障害の改善は90％近くに期待できる。
    （b）術後のGERDの発生率は5.7～10％程度。
    （c）数％で再手術。
    （d）長期経過では食道癌の危険性がある。

(2) 予定術式：腹腔鏡下Heller-Dor法（保険術式名：腹腔鏡下食道アカラシア形成手術）

a．術式の特徴

Heller筋層切開術により下部食道括約部ならびに噴門の通過障害の長期の改善と，Dor噴門形成術により，筋層切開に伴う逆流防止を目的とする．アカラシアの通過障害に対する改善効果は90％である[46)47)49)51)52)58)75)81)]。

b．予定手術時間

2～3時間（肥満例，S字状型のような進行例では延長する）．

c．術中合併症・偶発症

出血や食道・胃の損傷の可能性が考えられるが，まれである．ただし，筋層切開時に，食道粘膜の損傷が発生する危険性が7％前後[42)75)]に認められる．しかし，損傷部の縫合とDor噴門形成術により，腹腔鏡下に対応でき得ることも多い．ほかに縦隔内の食道露出時に気胸の危険性がある．開腹移行はまれであるが[58)75)190)]，出血量や臓器損傷の程度によっては開腹移行が必要となる．

d．術後合併症

通常，翌日より水分摂取を始め，第2日目より食事を開始するが，胃排出障害がみられることがある．術中に粘膜損傷が生じた場合には，食事開始が遅れることがある．また，開腹手術に比べ頻度は低いが，無気肺などの呼吸器合併症，一般的な手術に伴う肝障害，肺梗塞の危険性がある．

e．退院後の注意点

術後1週前後で退院となる（現在用いているクリニカルパスでは4日目としているが）．通過障害の改善は90％に期待できるが，術後嚥下障害の残存が認められることがある．しだいに改善してくるが，持続する場合は拡張治療を加えることにより，改善が期待できる[52)191)192)]．術後のGERDの発生は5.7～10％[46)47)52)]程度の可能性があり，程度によっては，PPIなどの投与が必要となる．通過障害の持続や高度の食道炎に対し，数％で再手術を必要とすることがある[193)]．アカラシアの長期経過では食道癌（扁平上皮癌）の危険性は14.5倍と高い[194)]．アカラシアが食道癌を誘発するというよりは，食物の長時間の食道内停滞が原因なので，通過障害が改善できればリスクは低下する．一方，術後で逆流のある例では，Barrett腺癌の危険性も生じてくる[195)196)]．そのため，定期的な内視鏡検査，消化管造影検査が必要である．

2) GERD・食道裂孔ヘルニア（表8）

(1) 疾患名：逆流性食道炎（胃食道逆流症），食道裂孔ヘルニア

a. 病態, 重症度

上部消化管造影検査，上部消化管内視鏡所見より，食道裂孔ヘルニアや食道炎の程度，24時間pHモニタリング検査による酸逆流の程度など，病態や重症度に関する説明を行う。GERDは噴門部の食道逆流防止機構の障害（食道裂孔ヘルニアなど）に伴い，胃酸逆流（一部には十二指腸液逆流も加わるが）が持続することにより，症状や徴候を呈するようになる。そのため胃酸分泌は保たれており，胃の萎縮や*Helicobacter pylori*感染は少ない。一方，傍食道型，混合型のヘルニアでは圧迫による症状，通過障害がみられる。

b. 手術適応

①保存的治療に対する抵抗性（症状の持続，食道炎の持続）に対する適応
②維持療法例に対する適応
③食道裂孔ヘルニアに対する適応

c. 他の治療法

①保存的治療：薬物治療（PPI）

多くの患者（85％）はGERDの持続がみられる[197]。症状は軽減することもあるが，逆流は持続している[198]。保存的治療として，PPIの初期治療効果は90％と高く有用であるが，持続性であるため，多くは維持療法が必要となる。食道炎による狭窄に対しては，内視鏡的拡張治療の選択はあるが（手術例でも狭窄例では術前に拡張治療を行うことがある），傍食道型，混合型のヘルニアの圧迫症状や通過障害に対しては有効な薬剤はない。

②他の外科治療：開腹手術

開腹手術でも行われる術式は同じである。腹腔鏡下手術は開腹手術に比べ，治療成績に関しては差がない[199〜201]。そして，手術時間は延長するが，術後の疼痛，鎮痛薬，食事開始までの期間，入院期間，仕事への復帰は短縮することになる。ただし，腹腔鏡下手術において，出血，臓器損傷，気胸が発生した場合，開腹へ移行することがある。

表8. GERD・食道裂孔ヘルニアに対する腹腔鏡下手術のインフォームド・コンセント

①疾患名：逆流性食道炎（胃食道逆流症），食道裂孔ヘルニア
　a）病態，重症度
　　上部消化管造影検査，上部消化管内視鏡所見より，食道裂孔ヘルニアや食道炎の程度，24時間pHモニタリング検査による酸逆流の程度に関する説明を行う。GERDは噴門部の食道逆流防止機構の障害（食道裂孔ヘルニアなど）により，胃酸逆流が持続し，症状や徴候を呈する。傍食道型，混合型のヘルニアでは圧迫による症状や通過障害がみられる。
　b）手術適応
　　（a）保存的治療に対する抵抗性（症状の持続，食道炎の持続）に対する適応
　　（b）維持療法例に対する適応
　　（c）食道裂孔ヘルニアに対する適応
　c）他の治療法
　　（a）保存的治療：薬物治療（PPI）
　　　多くの患者（85％）は持続する。症状は軽減するが，逆流は持続している。保存的治療として，PPIの初期治療効果は90％と高く有用であるが，維持療法が必要となる。傍食道型，混合型の圧迫症状，通過障害に対しては有効な薬剤はない。
　　（b）他の外科治療：開腹手術
　　　行われる術式は同じである。腹腔鏡下手術は開腹手術に比べ，手術時間は延長するが，術後の疼痛，鎮痛薬，食事開始までの期間，入院期間，仕事への復帰は短縮し，治療成績には差がない。

②予定術式：腹腔鏡下逆流防止術または腹腔鏡下食道裂孔ヘルニア修復術
　（保険術式名：腹腔鏡下噴門形成術または腹腔鏡下食道裂孔ヘルニア手術）
　a）術式の特徴
　　食道裂孔ヘルニアの修復ならびに噴門形成術を行う。逆流防止効果は90％前後である。逆流防止手術は横隔膜下に噴門形成術を行うことにより，外圧としての圧帯を形成する。異常逆流を防止するが，生理的な食後期逆流も抑え，曖気（げっぷ）が出にくくなる。
　b）予定手術時間　2～3時間
　c）術中合併症・偶発症
　　（a）輸血を必要とするような出血はまれであるが，出血，臓器損傷（食道・胃），癒着や視野展開の不良などにより，開腹の移行率は0～5.9％である。
　　（b）出血により，脾臓摘出が必要となる危険性は0.06％程度である。
　d）術後合併症
　　（a）手術死亡率は0～0.08％で，要因としては併存疾患が重要である。
　　（b）数％に術後で嚥下困難，急性の傍食道裂孔ヘルニア，消化管穿孔，呼吸器合併症（肺炎，無気肺），腹腔内出血の危険性がある。非常にまれではあるが，肺梗塞の危険性もある。
　　（c）高度の嚥下困難は数％にみられ，内視鏡的拡張治療を必要とする。
　e）退院後の注意点
　　（a）術後にみられる嚥下困難の多くは，時間経過とともに消失する（術後2～3カ月まで）。
　　（b）GERDの再発は10％前後であるが，多くは薬物治療に反応は良好である。
　　（c）再手術率は0.8～4.8％である。

(2) 予定術式：腹腔鏡下逆流防止術または腹腔鏡下食道裂孔ヘルニア修復術（保険術式名：腹腔鏡下噴門形成術または腹腔鏡下食道裂孔ヘルニア手術）

a．術式の特徴

食道裂孔ヘルニアの修復ならびに噴門形成術を行う。逆流防止効果は90％前後である[202)203)209)]。逆流防止手術は横隔膜下に噴門形成術を行うことで，外圧としての圧帯を食道胃接合部に形成し，胃食道逆流を防止する[204)205)]。異常逆流を防止することになるが，同時に生理的な食後期逆流も抑えやすく，げっぷが出にくくなる[206)]。また，放屁が増加するので，術前に説明が必要である。

b．予定手術時間

2～3時間（肥満例，短食道の傾向にある例では延長する）。

c．術中合併症・偶発症

輸血を必要とするような出血はまれであるが，出血，臓器損傷（食道・胃），気胸の発生，癒着や視野展開の不良などにより，開腹の移行率は0～5.9％[207)〜212)]である。また，出血により，脾臓摘出が必要となる可能性に関しては，0.06％の値が報告されている[213)]。

d．術後合併症

手術死亡率は0～0.08％[207)209)211)213)]と低いが，その要因としては併存疾患が重要となっている。通常，翌日より水分摂取を始め，第2日目より食事を開始する。数％に術後合併症として，嚥下困難[209)]，急性の傍食道裂孔ヘルニア，消化管穿孔[210)214)]，呼吸器合併症（肺炎，無気肺），腹腔内出血が認められる。非常にまれではあるが，肺梗塞の危険性もある。高度の嚥下困難は数％にみられ，内視鏡的拡張治療を必要とすることがある。

e．退院後の注意点

通常，術後1週前後で退院となる。術後にみられる嚥下困難の多くは時間経過とともに消失する（術後2～3カ月まで）。また，入院中よりも，退院後に食事量が増えて，嚥下困難を強く訴えることもあるので（術後2～3週目），ゆっくりと，よく噛んで食事を摂るように指導する必要がある。GERDの再発は10％前後であるが[215)]，その多くは薬物治療に対する反応が良好である。一方，ヘルニア再発や高度の嚥下困難では再手術を必要とすることがあるが，再手術率は0.8～4.8％[208)〜212)215)216)217)]である。ヘルニア再発の要因としては，術前の巨大食道裂孔ヘルニアとともに，術後の嘔吐が関係しているので[218)219)]，暴飲暴食には注意する。

Ⅱ.

手術の実際

Ⅱ．手術の実際

　食道アカラシア，GERD・食道裂孔ヘルニアに対する腹腔鏡下手術のトロッカーの配置や体位は同じである。患者の頭側の左右にモニターを配置し，患者の体位は臥位または開脚位とする。術者は患者の右側に立つ。臍上に腹腔鏡用トロッカーⓐを挿入し，上腹部に残り4本のトロッカーを挿入する（図11）。臍上のトロッカーⓐが腹腔鏡挿入用ポートとなるが，体型の大きな男性では数cm頭側で挿入するほうが，術野の展開が容易となる。トロッカーⓓは10〜12mmで，トロッカーⓑⓒⓔは5mmを用いている。術後持続する疼痛の原因となるので，肋骨弓から離れた位置に挿入する。

　10〜12mmHgにて気腹を行った後，トロッカーⓑからリトラクターを挿入して，肝左葉を挙上し，噴門の視野を展開する（図12）。リトラクターはフレックスアームなどの固定具で固定する（図13）。

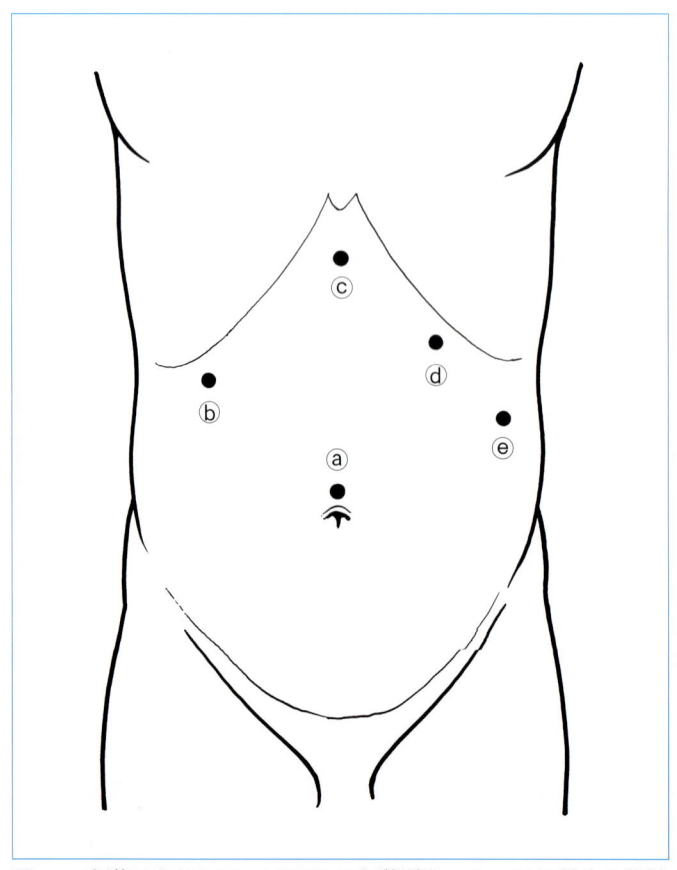

図11．食道アカラシア，GERD・食道裂孔ヘルニアに対する腹腔鏡下手術のポートの位置と体位

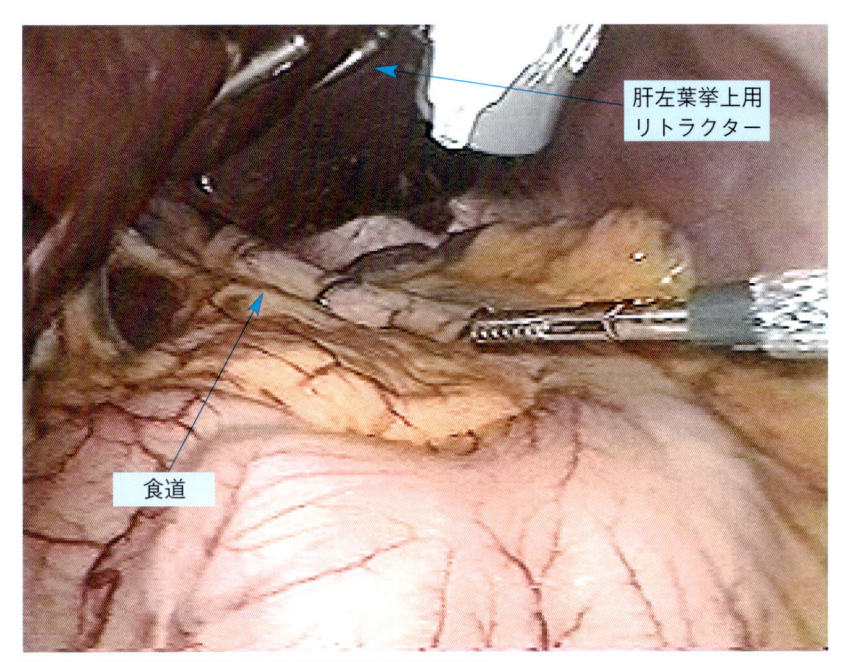

図12. 腹腔鏡下手術における噴門部の視野展開

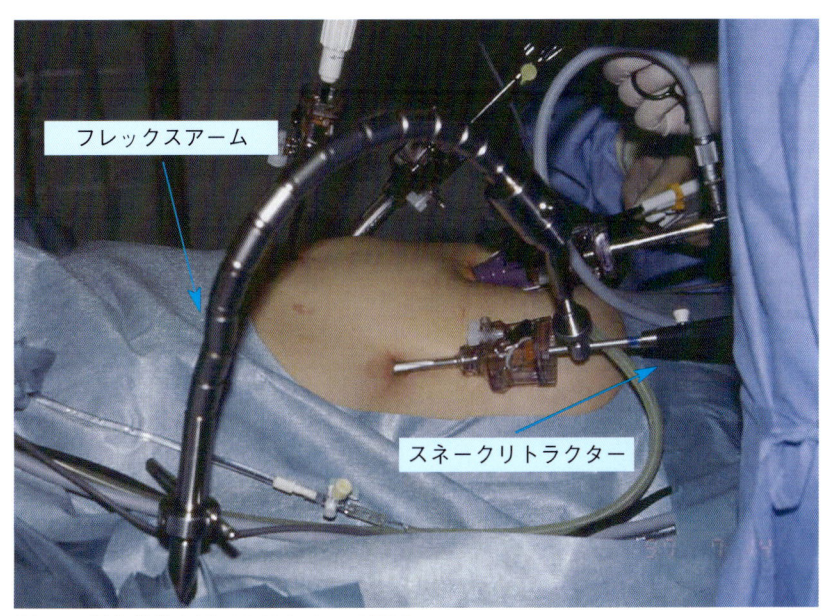

図13. 肝左葉挙上用リトラクターの固定

術者は患者の右側に立って，トロッカーⒸⒹの術者用ポートを用いて手術を行うことになる（**図14**）。この場合，患者の体位は仰臥位で頭高位であるが，術者側に傾けると手術が行いやすい。トロッカーⒺは助手の鉗子用ポートとなる。二人法では，助手が左手で腹腔鏡操作を行うことになるが，三人法で，別に腹腔鏡操作助手が加わる場合は，患者の体位を開脚位として，腹腔鏡操作助手は患者の股間部に位置している。

　各術式の手技の実際は以下に述べるが，共通するポイントは，①胃の把持にエンドクリンチなど愛護的な鉗子を使用し，粗暴に扱わないこと，②食道の直接の把持牽引は行わないこと，③USADを多用することになるので，常にアクティブブレードの先端の方向に注意すること，④USADを使用する場合，先端や根元ではなく，できるだけ中央の部分を用いること，⑤噴門部周囲の解剖に習熟し（**図15**），迷走神経を損傷しないこと，そして⑥縫合手技に習熟しておくことである。

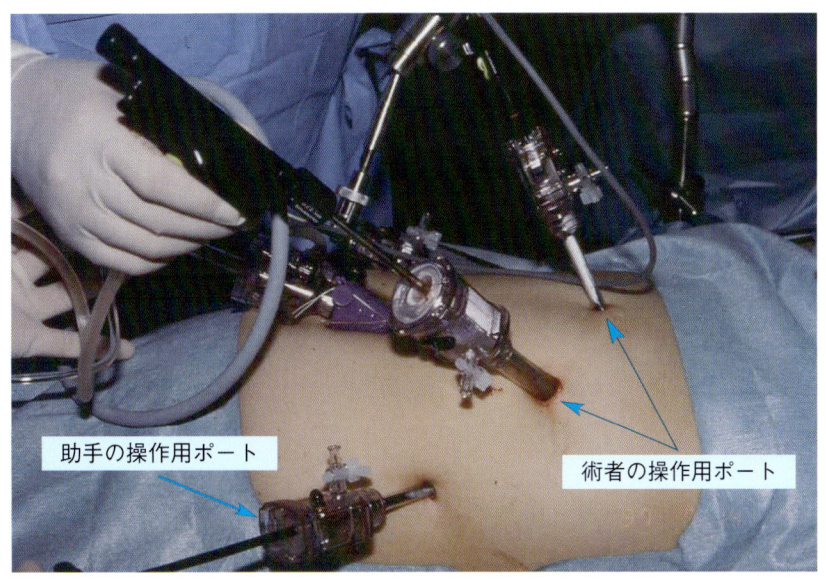

図14. 腹腔鏡下手術における手術操作

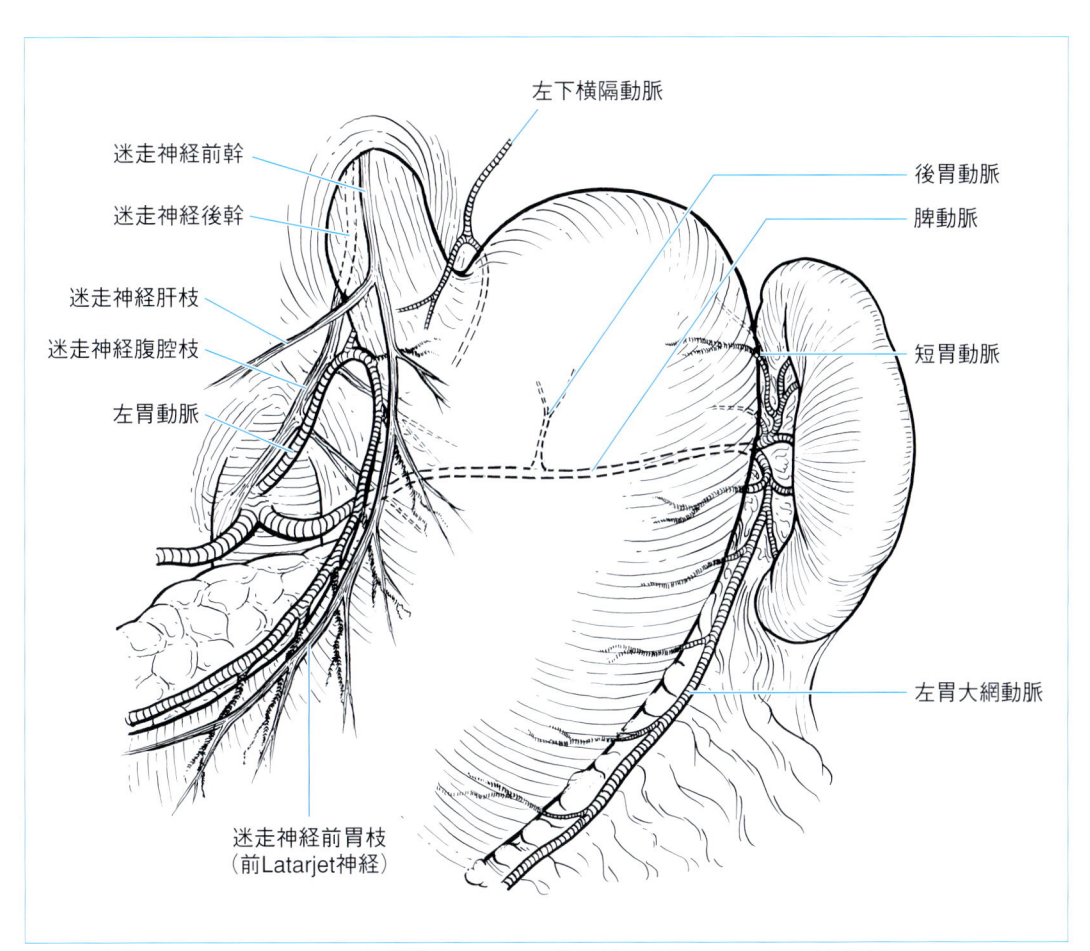

助手の操作用ポート
術者の操作用ポート

図15. 食道アカラシア，GERD・食道裂孔ヘルニアの腹腔鏡下手術において重要な解剖

左下横隔動脈
迷走神経前幹
迷走神経後幹
迷走神経肝枝
迷走神経腹腔枝
左胃動脈
後胃動脈
脾動脈
短胃動脈
左胃大網動脈
迷走神経前胃枝
（前Latarjet神経）

1. 食道アカラシア

　食道アカラシアに対する Heller-Dor 法は4つの手技（①食道の露出，②胃穹窿部の授動，③筋層切開術，④噴門形成術）により構成されている。

1）食道の露出

　十分な長さの筋層切開を行うためには，縦隔内の食道周囲を剝離して，腹腔内に食道を授動する必要がある。食道の露出におけるポイントは迷走神経の温存，とくに前幹の損傷に注意することである。迷走神経前幹を食道壁につけて露出する場合，食道前壁を左上から右下へ向かい迷走神経前幹が斜走するため，筋層切開時に損傷しやすくなる。そのため，食道アカラシアの手術では，筆者は迷走神経前幹，前胃枝を食道ならびに噴門部から右上方に離れるように，下方から剝離する手技（upward exposure）を用いている（**図16**）。

　具体的には，助手はエンドクリンチなどの把持鉗子で，胃上部前壁を把持し（**図17**），尾側へ牽引して噴門の視野を展開する。食道牽引用のペンローズドレーンを確保するまでは，助手は胃壁や胃脾間膜を把持牽引して，視野展開を行う。適度の緊張をかけて組織を牽引しなければならないが，臓器損傷に注意を払う必要がある。

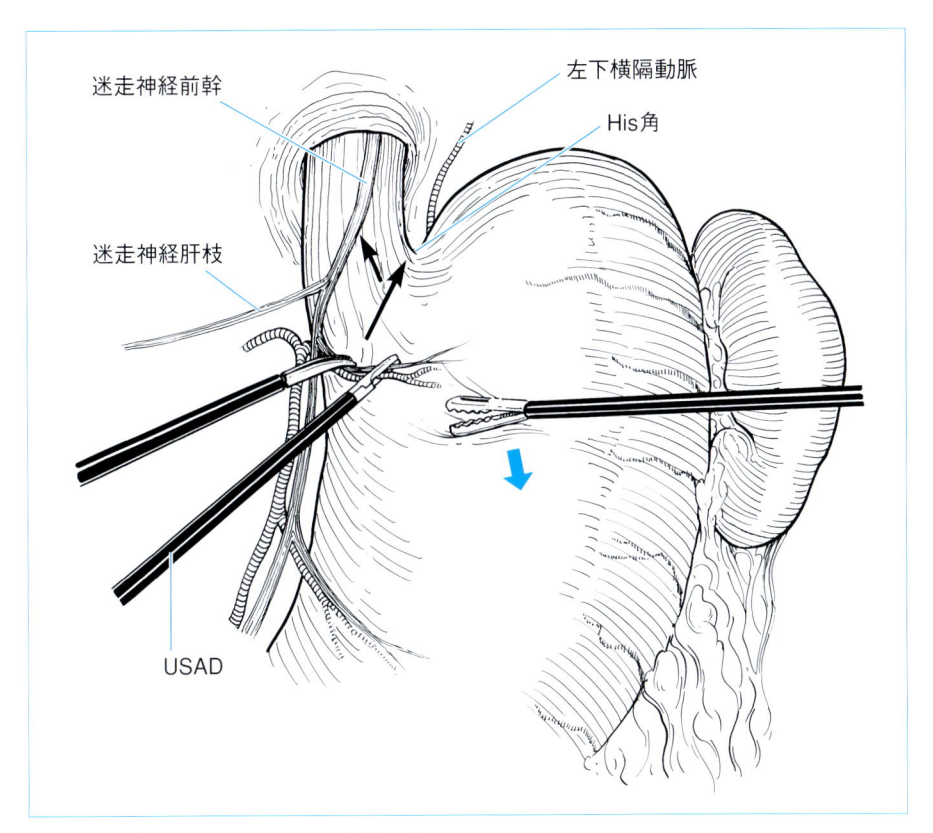

図16. 食道アカラシアにおける食道の露出（upward exposure）

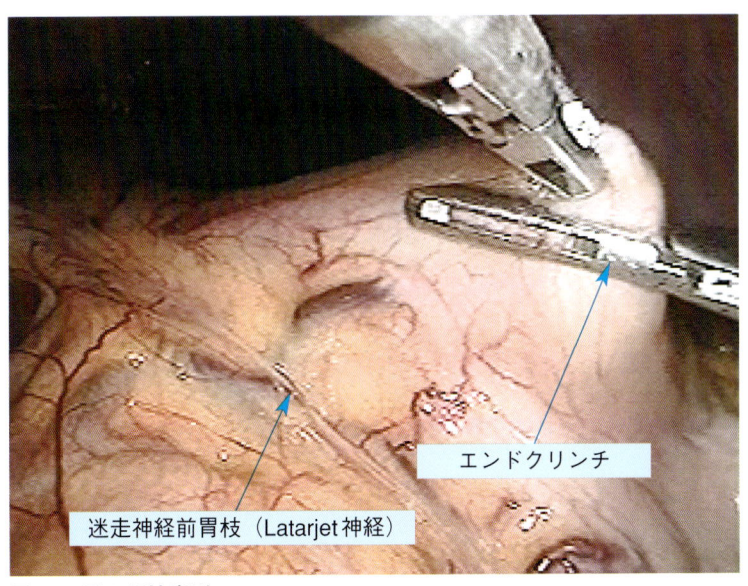

図17. 胃の把持牽引

左胃動脈の口側の最終枝の下縁から，漿膜ならびに胃壁へ流入する血管を，USADを用いて切離する（**図18**）．右の噴門近くで，左胃動静脈の口側の最終枝が迷走神経前胃枝（Latarjet神経）より分布する胃体部枝とともに，胃体上部前面に分布しているので，これをすくい上げて切離する．選択的近位迷走神経切離術の要領で，迷走神経前幹を食道右側へ排除する形で露出していくことにより，迷走神経前幹ならびに肝枝，前胃枝（Latarjet神経）を温存し，食道を露出することができる．

　漿膜の切離が右噴門に近づいたら，His角方向へ漿膜の切離方向を変えて進めていく（**図19**）．His角近傍まで進めるが，同部には，左下横隔動脈の食道噴門枝が流入してくるので，出血に注意する．可能であれば，連続して胃横隔間膜の切離を脾臓の上極まで行ってもよい．この切離線は，つぎの下方からの短胃動脈の切離ならびに胃横隔間膜の切離線と合流する．

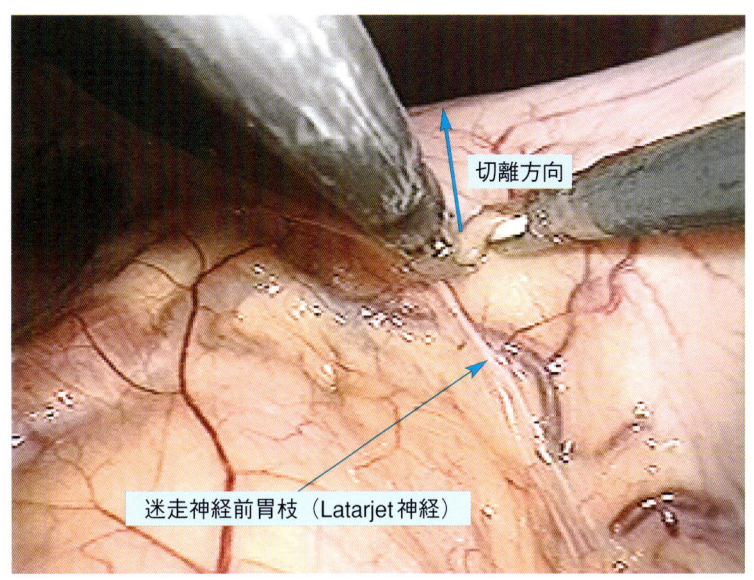

図18. 胃上部小彎の切離開始

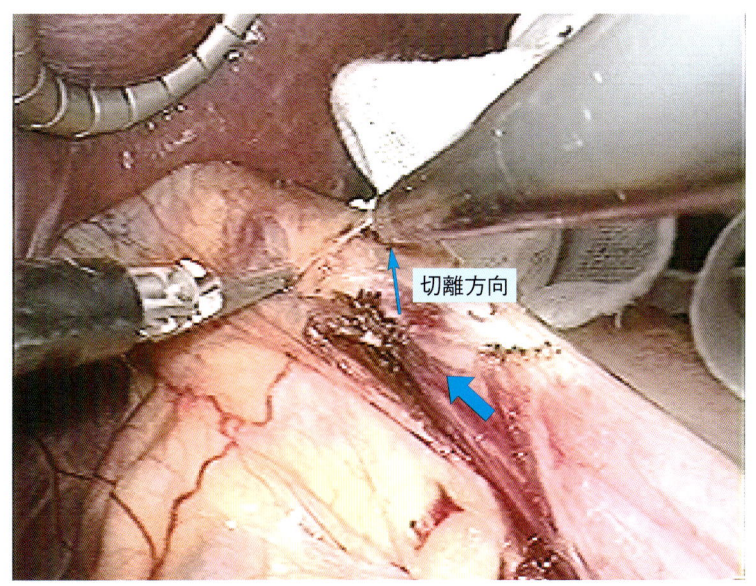

図19. 腹部食道前面の漿膜の切離と食道の露出

2）胃穹窿部の授動

　筋層切開部を胃穹窿部で覆うために，胃穹窿部の授動が必要となる。先に述べたHis角からの切離線を連続させて，上から下へ切離と授動が可能となることもあるが，多くの場合，胃上部の短胃動脈ならびに胃脾間膜をUSADにて切離し，口側へ切離を進める方法が用いられる（図20）。

　この操作では，助手は胃脾間膜を把持し，胃脾間膜を展開して，短胃動脈の切離の補助を行う（図21）。助手が胃脾間膜を把持して，左方へ牽引する。そして，術者は胃を把持して，右側へ牽引して，胃脾間膜を広げ，USADにて切離する。この部の切離は，USADのみで止血と切離を行うことができるが，万が一の出血に備え，胃壁寄りで切離を行う。この部の手技は，とくに助手との協調作業が必要であるが，助手の胃脾間膜の牽引は注意しないと脾臓被膜からの出血をきたす危険性がある。

　切離を進めていくと，脾臓の上極に達する（図22）。脾臓の上極では，通常脾臓と胃が近接しており，出血の起こりやすいところなので，背側を剝離してから切離を行う必要がある。この部の背側には，脾動脈の上極へ向かう枝が存在していることがある。そのため，とくにUSADのアクティブブレードの先端に注意する。とくに切離する背側に重要臓器や血管が存在する場合には，アクティブブレードを上側に向け，その先端の方向に注意して切離しなければならない。

　肥満例，臓器脂肪の多い例で，胃脾間膜の脂肪や大網のために視野展開が困難な場合，助手用にもう1本トロッカーを追加して牽引させるとよい。

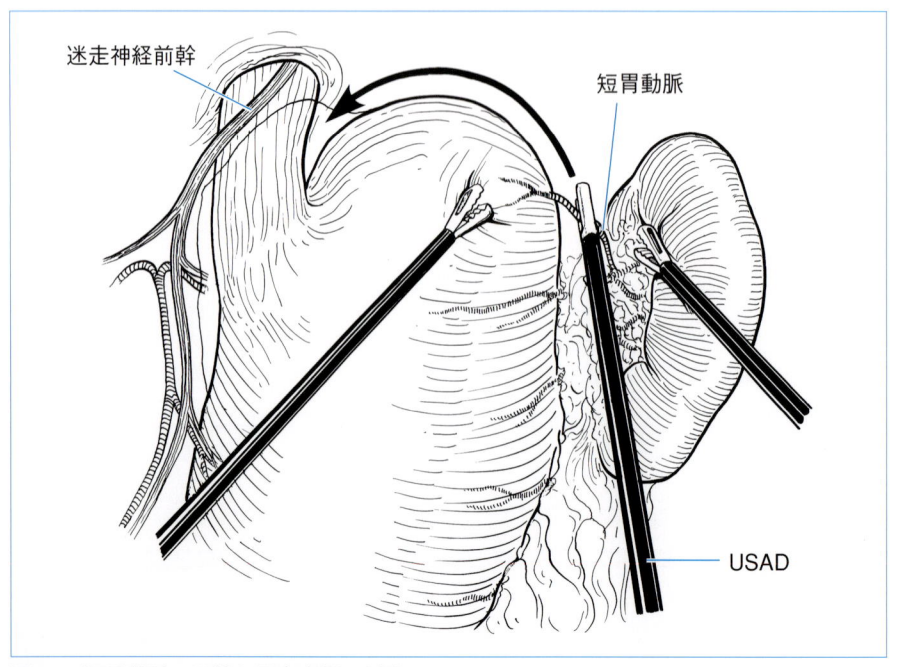

図20．短胃動脈の切離と胃穹窿部の授動

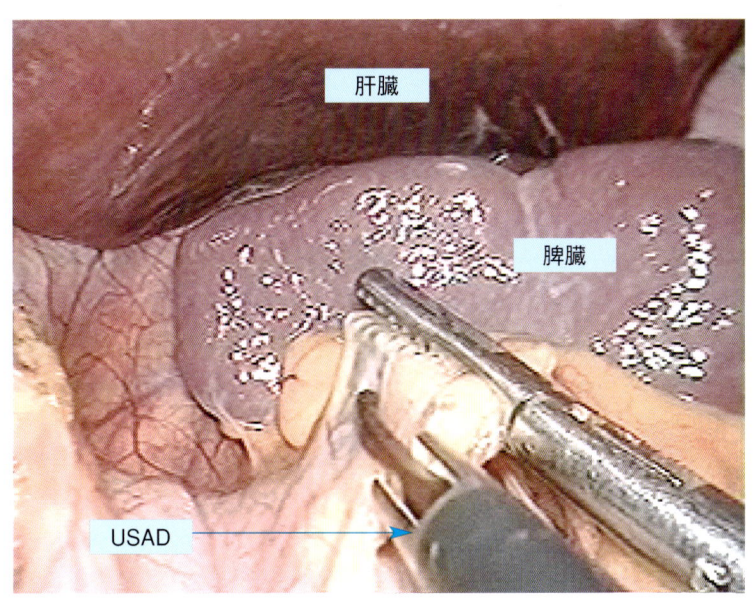

図21. 短胃動脈の切離

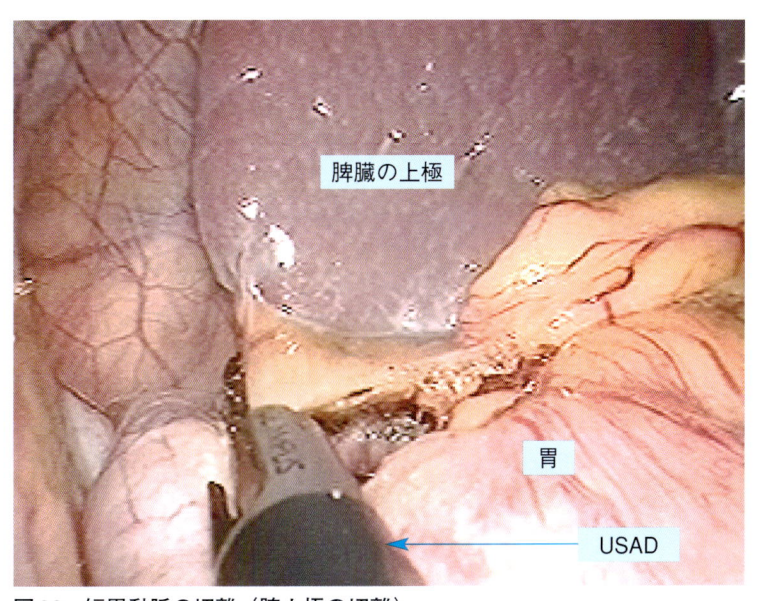

図22. 短胃動脈の切離（脾上極の切離）

さらに，剥離を内方へ進め，胃横隔間膜を切離するが，胃体上部後壁には後胃動脈が認められ，これは通常切離する（**図23**）。この部の牽引は，胃を把持する場所が重要で，胃の背側に寄りすぎると逆に視野が悪くなる。また，胃脾間膜の脂肪織がかぶさってきて，視野の障害となることがある。その場合には胃脾間膜の牽引が必要となることもある。

　つぎに，助手は胃の背側を把持して，右側に牽引し，胃横隔間膜の切離を食道裂孔左側部へ進める（**図24**）。食道裂孔左側部で，左下横隔動脈の食道噴門枝がHis角近傍へ流入してくるのを確認し，USADにて切離する。このとき，食道裂孔左側部と食道の間を十分に剥離しておくと，右からの食道背側の剥離操作が行いやすくなる。壁側漿膜などの膜様物は鋭的に切離して，食道裂孔左側部と食道の間は鈍的に剥離し，索条物のみUSADで切離する。

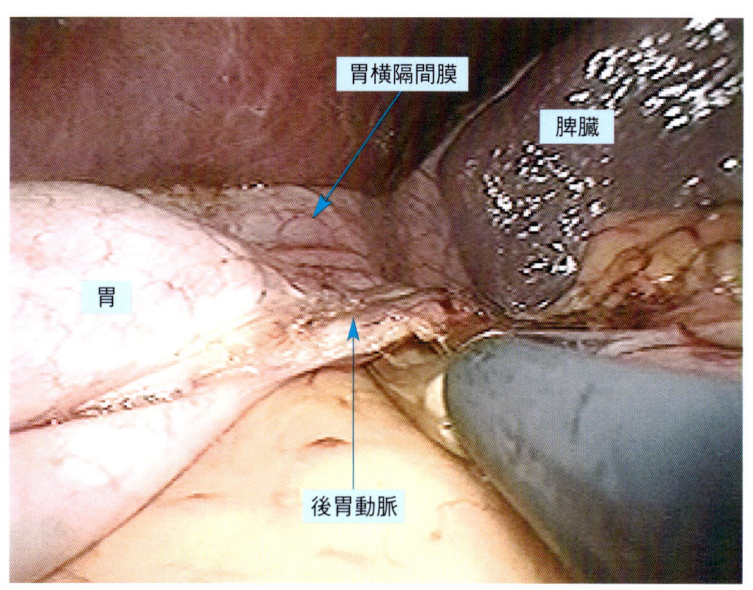

図23. 後胃動脈の切離

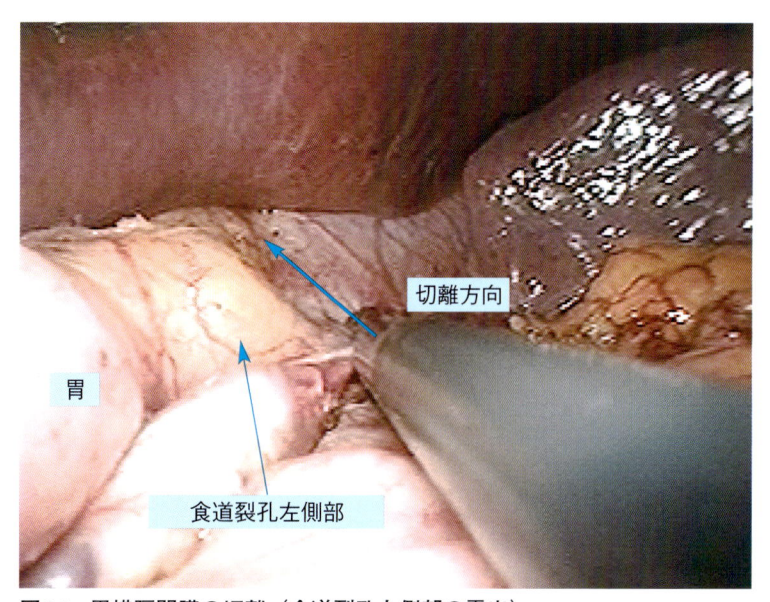

図24. 胃横隔間膜の切離（食道裂孔左側部の露出）

3）縦隔内食道の露出

　助手は胃上部を把持して，腹側，左方へ牽引する．そして，術者は食道右側から食道壁に沿って，食道裂孔右側部との間を剝離する．さらに背側へ剝離を進めていき，左側からの剝離と交通させてトンネルを作成する（図25）．この部は鈍的に剝離することが可能であるが，食道壁や胃壁に流入する神経や血管はUSADにて切離する．この手技で注意しなければならないのは，食道筋層の損傷とともに，剝離方向が頭側に向かいすぎると縦隔内へ入り，左側の壁側胸膜損傷，気胸の危険性があることである．

　左側との交通が完成したら，背側よりペンローズドレーンを誘導して，両端を把持して腹部食道の牽引を行う（図26）．この食道牽引用ペンローズドレーンは，両端を縫合固定して両端が離れないようにしておくと（図27），後の操作に便利である．また，食道周囲の剝離操作中，決して把持鉗子で食道壁を把持しないように注意する．

　ペンローズドレーンを誘導することができれば，食道を強い力で牽引することが可能となるので，以後の剝離操作が容易となる．牽引用ペンローズドレーンを助手が把持鉗子にて把持し，腹側尾側へ牽引して，食道背側の視野を展開する（図28）．

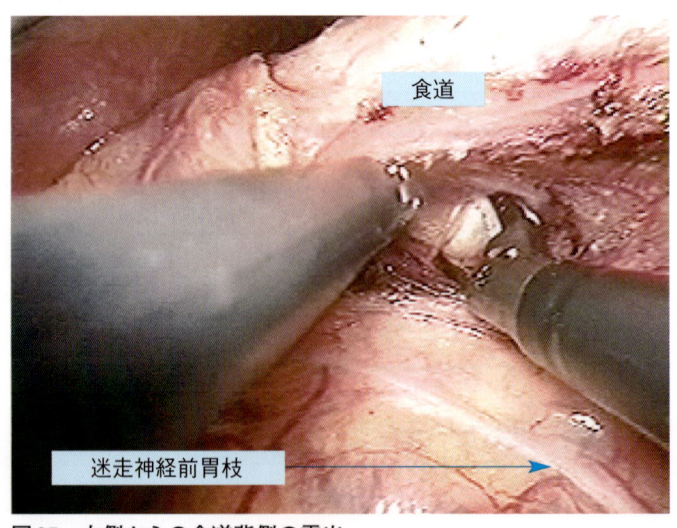

図25．右側からの食道背側の露出

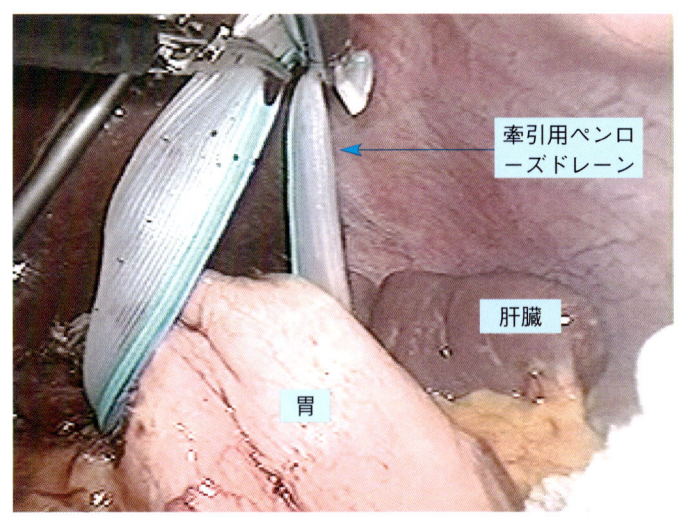

図26. ペンローズドレーンによる腹部食道の挙上

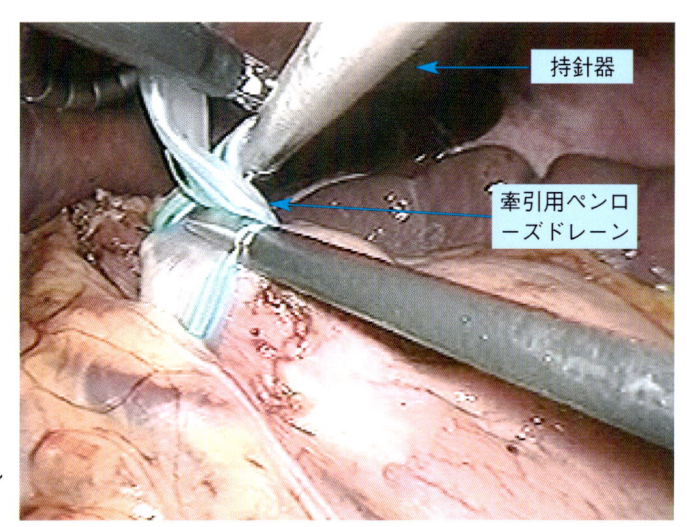

図27. 食道牽引用ペンローズドレーンの縫合固定

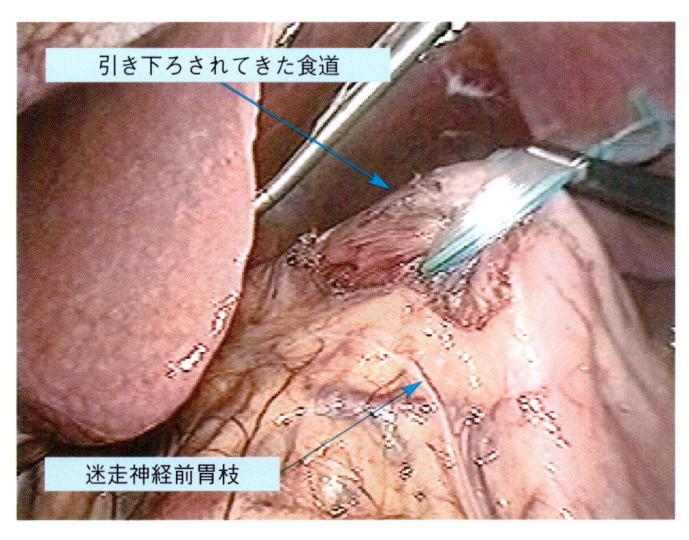

図28. ペンローズドレーンによる食道の牽引

そして，食道の背側を鈍的に剥離し，さらに，膜様物ならびに食道背側に流入する小血管や神経をUSADで切離すると，食道背側が露出されて，さらに食道が下へ下りてくる（図29）。

このようにして食道背側に沿って露出していくと，迷走神経後幹は通常食道から背側に離れることになるが（図30），この部の操作では，やはり後幹の損傷に注意しなければならない。食道の後壁で索条物が認められた場合，どの部へ流入するのかを確認しなければならないが，食道や胃壁に入り込むものは切離して問題ない。

つぎに，助手がペンローズドレーンを右側尾側に牽引して，食道裂孔の左側部を展開して，食道裂孔左側部と食道の間を，さらに剥離する（図31）。

このようにして食道を固定する膜様物や索条物（神経，血管）を切離して，食道を全周性に剥離していくと，しだいに食道が腹腔内へ授動されてくる（図32）。食道の露出をどの程度まで行うべきかという点に関して明確なものはないが，食道の授動を進めていくと，食道の細くなっている部分（narrow segment）の口側で，拡張した食道が現れてくる。このnarrow segmentを越えて筋層切開を行えば，理論上は通過障害の解除が得られることになる。しかし，逆流防止手術を加える手技では，最終的に作成される下部食道括約帯は低圧のため，約4.5cm以上の長さを確保する必要があるので[220]，食道側の切開に5cm近くを必要とする。そのため，通常7cm前後の露出が行われる。

一方口側への，さらに長い筋層切開と同部のwrapによる被覆は，術後ヘルニアの危険性が生じる。ただし，S字状型のように食道の蛇行が認められる場合には，食道裂孔を開き，縦隔内の剥離を進め，蛇行した食道を腹腔内へ下ろしていかなければならないため，より広範囲の食道の露出と腹腔内への授動を必要とする。また，食道の露出操作により，食道裂孔が大きく開大した場合には，術後の傍食道型ヘルニアを予防するために，食道裂孔の縫縮を行う。

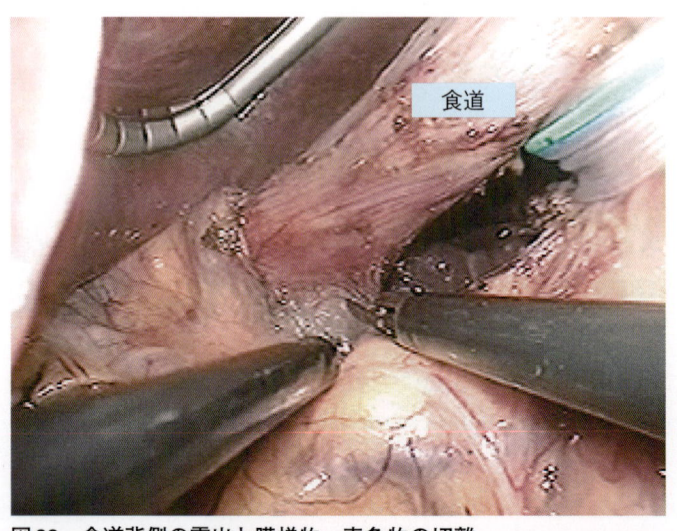

図29．食道背側の露出と膜様物・索条物の切離

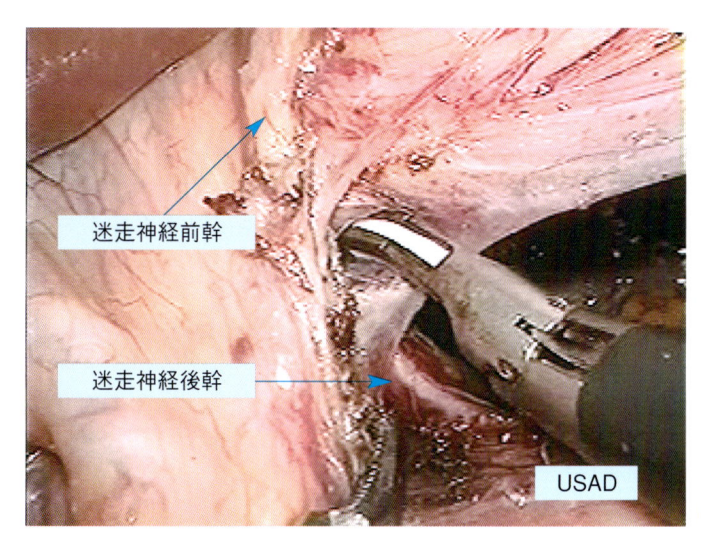

図30. 食道背側の膜様物の切離

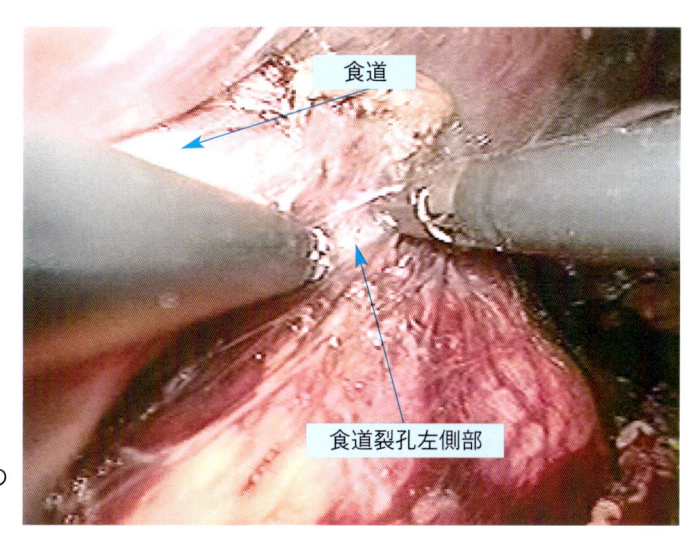

図31. 食道左側と食道裂孔左側部の剥離

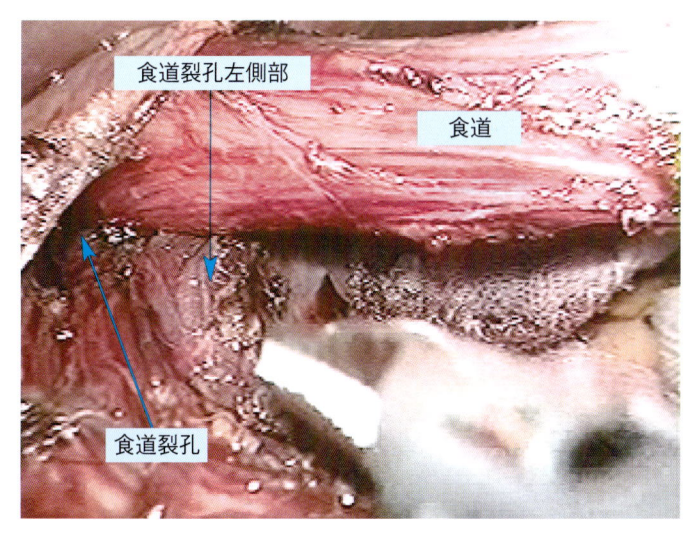

図32. 食道の全周性の露出

4) Heller筋層切開術

噴門形成術を加えるHellerの筋層切開術では，食道側5 cm，胃側2 cmの筋層切開が行われる（図33a）。具体的には牽引用ペンローズドレーンを下方へ牽引し，食道を十分に伸展する。粘膜損傷に注意しながら，フック型電極で下部食道から，筋層をすくい上げてから通電して切離し，この操作を順次口側へ向かい，繰り返して切離していく（図34）。

剝離鉗子を用いての剝離や，USADを用いて切離していく方法もある。剝離鉗子を用いる場合には，その先端の方向に注意し，剝離しやすいように，食道の牽引方向を調整しなければならない。口側へ向かい，約5 cmの食道筋層の切開を行う（図35）。

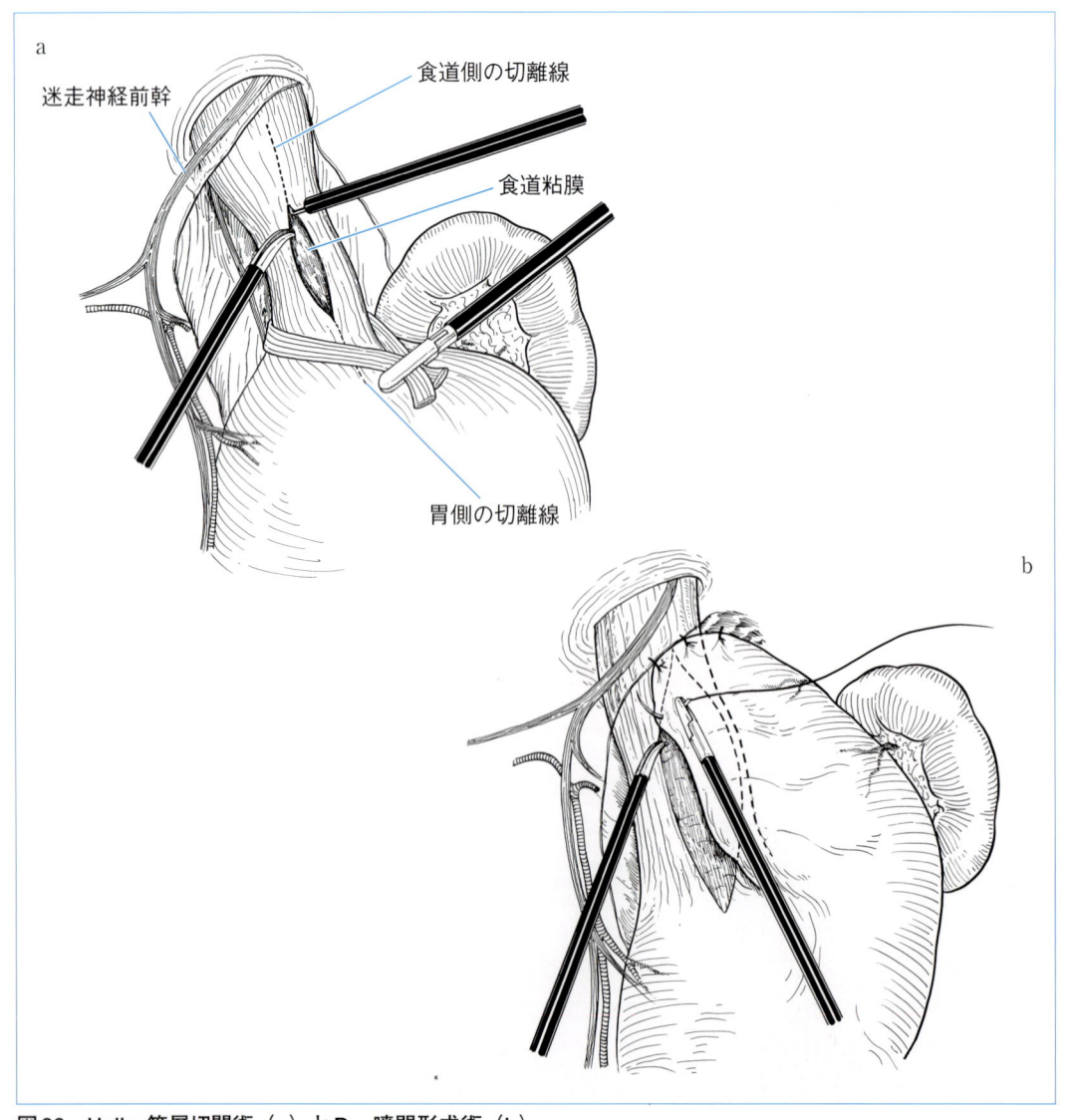

図33．Heller筋層切開術（a）とDor噴門形成術（b）

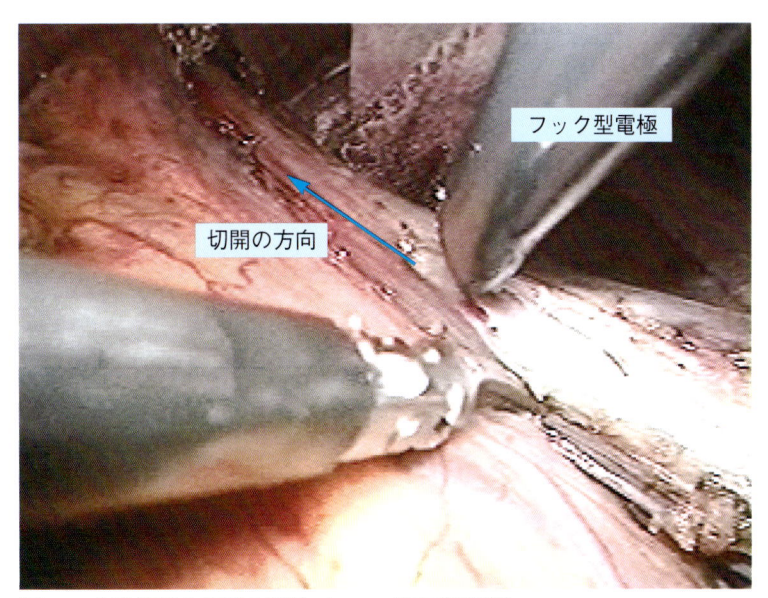

図34. 食道筋層の切開の開始（Heller筋層切開術）

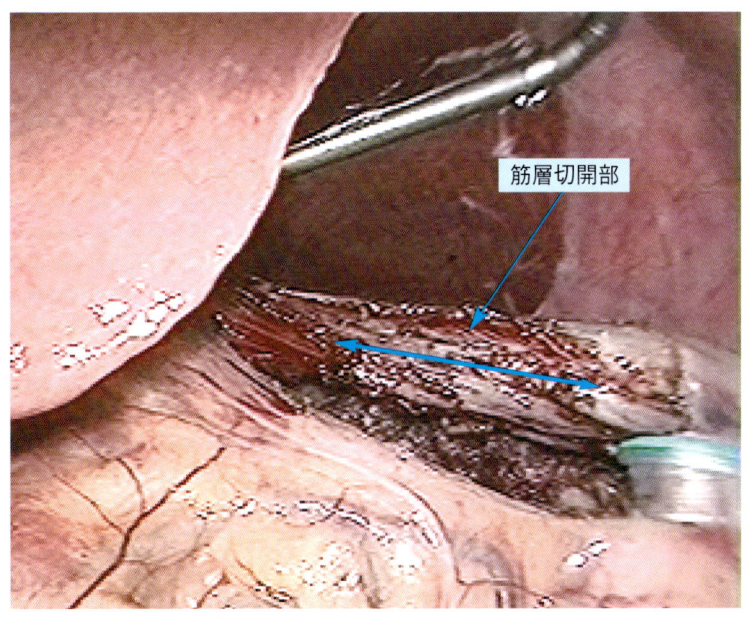

図35. 食道筋層の切開（Heller筋層切開術）

筋層切開時における手技として，術中内視鏡による食道・胃境界部の確認やリークテスト[221]，術中内圧測定[222]〜[224]，バルーンを挿入しての筋層切開を容易とする手技[225]が報告されている。筆者は筋層切開の途中より，食道拡張ブジーとしてエンドルミナを挿入している。その理由は，十分な筋層切開が行われていることを確認するためであるが，粘膜が伸展するため，粘膜と筋層の境がわかりやすくなる。そして，フック型電極やツッペルにて食道粘膜を露出し（図36），残存する索条物を切離している。食道拡張ブジーや内視鏡の挿入は，確実な筋層切開を得るためには有用であるが，一方において，挿入操作に伴う粘膜損傷の可能性もあるので，とくに拡張ブジーを挿入する場合には，注意しなければならない。

つぎに胃側の筋層の切離を行う。約2cmの切開を行うことを目標とするが，胃のWillis斜走筋を切離しなければならないため，左下方向へ向かって切開する。右下方向だと，斜走筋と平行するため，十分な切開とならない危険性があるからである。この部はフック型電極を用いて，下方へ拾い上げるようにして切離すると行いやすい（図37）。

胃側への筋層切開は，通過障害を確実に改善するために大切な手技であるが，一方において，術後GERD発生の要因となる。そのため噴門形成術を加えない手技では，この切離を抑えなければならず，この点が筋層切開術単独術式の欠点ともなっている。一方，噴門形成術を加える場合には，この点を考慮する必要はなく，十分に2cmの切開を行う。遠位側の切開不良が術後の嚥下困難の要因として重要であるからであるが，同部の筋層切開は粘膜損傷が起こりやすいところでもあるので注意する。

さらに，食道筋層の一部を切除して，術後の組織学的検索を行っている（図38）。

Ⅱ．手術の実際　49

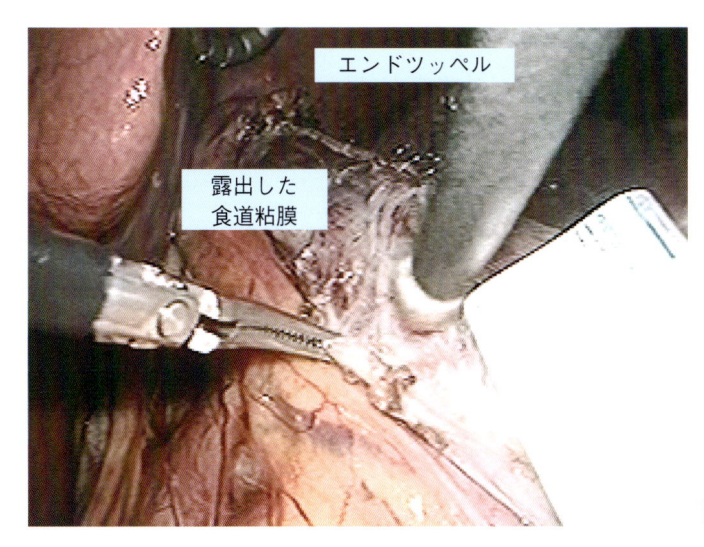

図36．ツッペルによる食道粘膜の露出

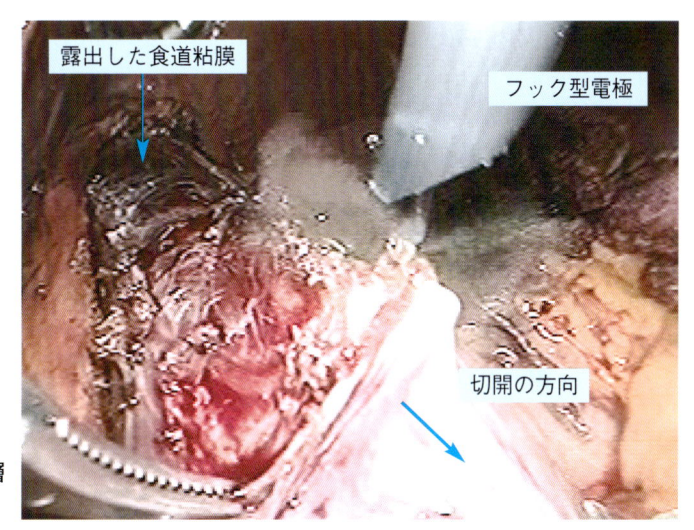

図37．胃側の筋層切開（Heller筋層切開術）

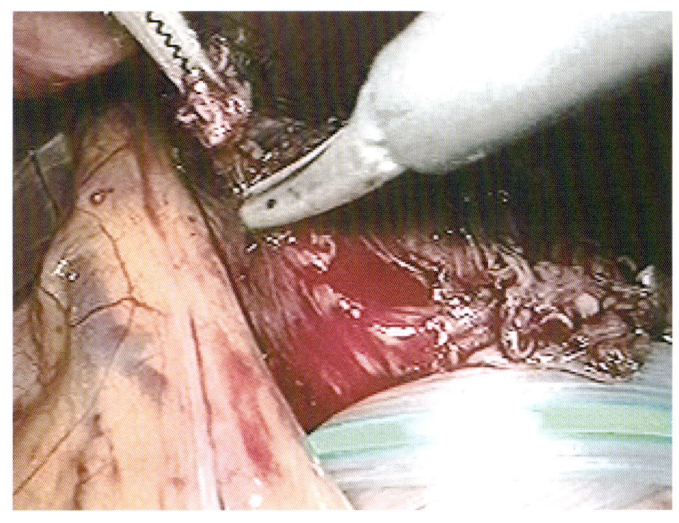

図38．食道筋層の一部切除（組織学的検索）

5）Dor噴門形成術

　Dor噴門形成術（**図33b**）では，胃穹窿部を用いて筋層切開部を覆うことになるが，胃穹窿部に緊張がかからない状態で，筋層切開部を完全に覆える部位を確認する（**図39**）。緊張が強ければ，胃の穹窿部の授動をさらに行わなければならない。

　そして，助手がペンローズドレーンを下方に牽引して，筋層切開部を伸展した状態で，最初に筋層切開部の左側と胃穹窿部の内側を縫合する（**図40**）。下方から縫合を行い，頭側へ縫合を進めていく。左側だけで3〜4針の縫合を行うことになる。

　とくに上縁の縫合では，横隔食道膜も一緒に針糸を通すことになるが，結紮時に緊張が加わりやすい部位なので，助手は把持鉗子で補助を行うようにする（**図41**）。

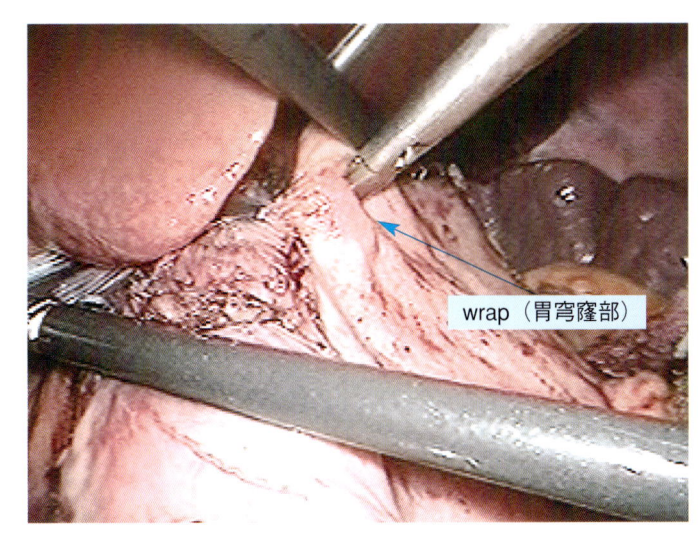

図39. Dor噴門形成術に対するwrapの授動の確認

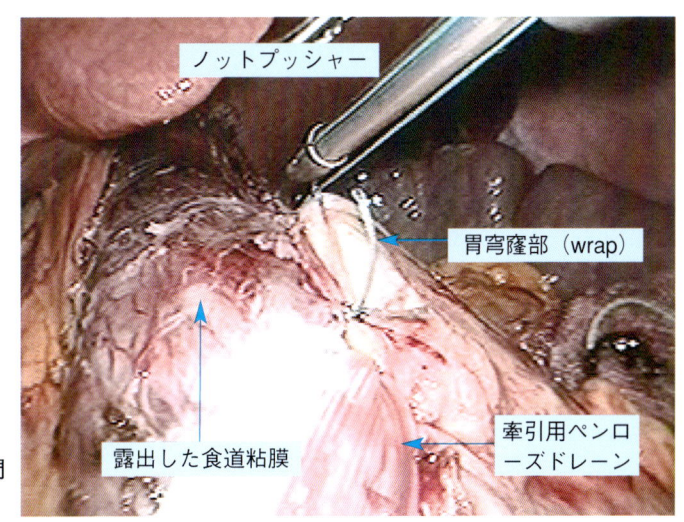

図40. 左側のwrapの縫合（Dor噴門形成術）

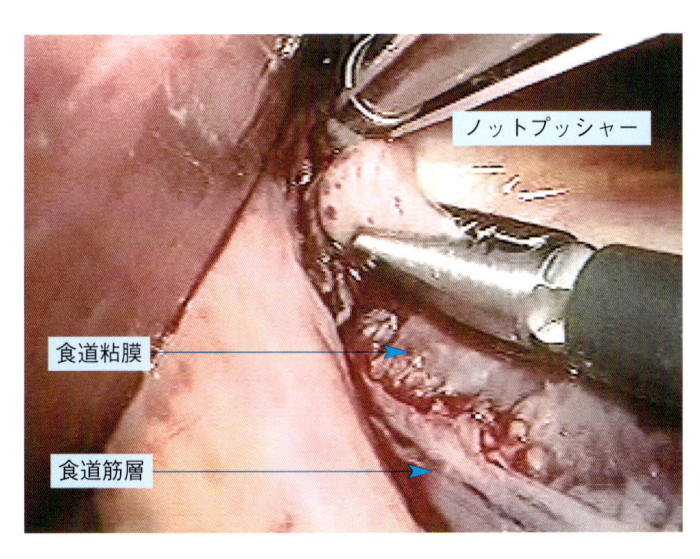

図41. 筋層切開部上縁の縫合（Dor噴門形成術）

つぎに，食道を左側へ牽引させ，頭側から，右側の食道筋層切離縁とwrapの縫合を行っていく（図42）。通常，5〜6針の縫合を行うことにより，筋層切開により露出された粘膜は胃穹窿部で覆われることになる（図43）。

さらに，食道を左側へ牽引して，wrapの右側縁，食道，そして食道裂孔右側部の縫合固定（shoulder stitch）を行う（図44）。右側への縫合は必須ではない。

つぎに食道を右側へ牽引して，食道裂孔左側部と食道左側部，そしてwrapの縫合（shoulder stitch）を行う（図45）。右側の縫合を行わない場合，左側は2針以上行っている。

最後に食道牽引用のペンローズドレーンを抜去して，wrapの右側縁下端と食道の縫合を追加し（図46），腹腔内を洗浄後，出血のないことを確認して，手術を終了する。

通常，経鼻胃管は手術終了時（または食道ブジー挿入時）に抜去している。

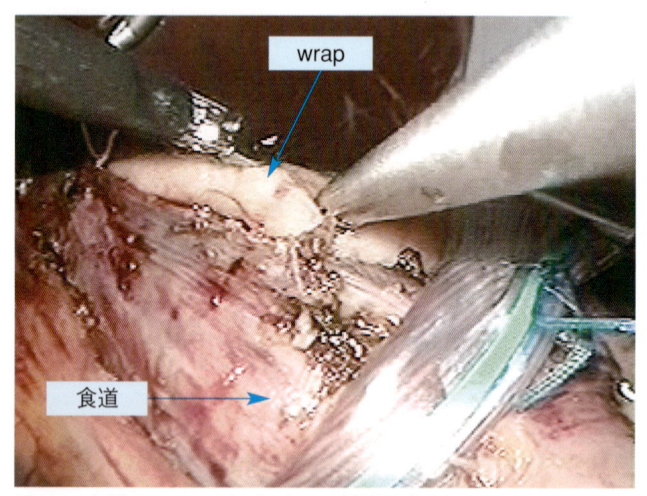

図42. 右側のwrapの縫合（Dor噴門形成術）

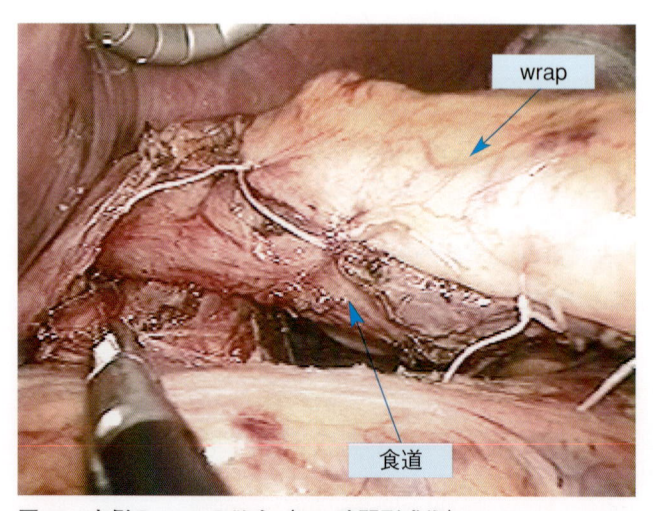

図43. 右側のwrapの縫合（Dor噴門形成術）

II．手術の実際   53

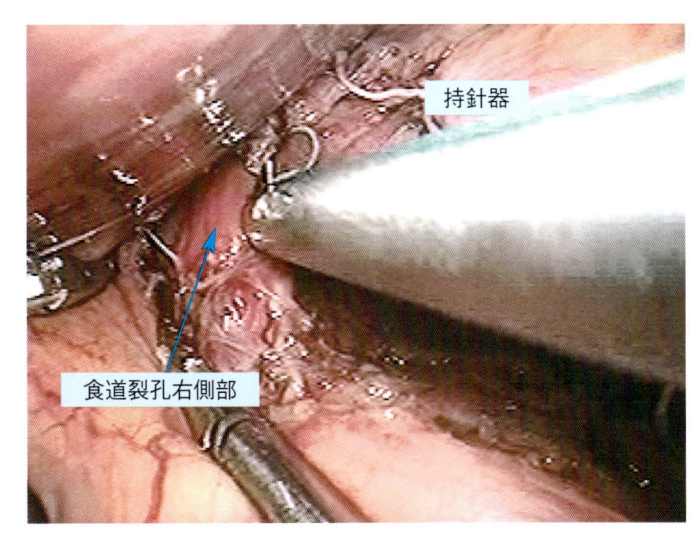

図44．右側のshoulder stitch（Dor噴門形成術）

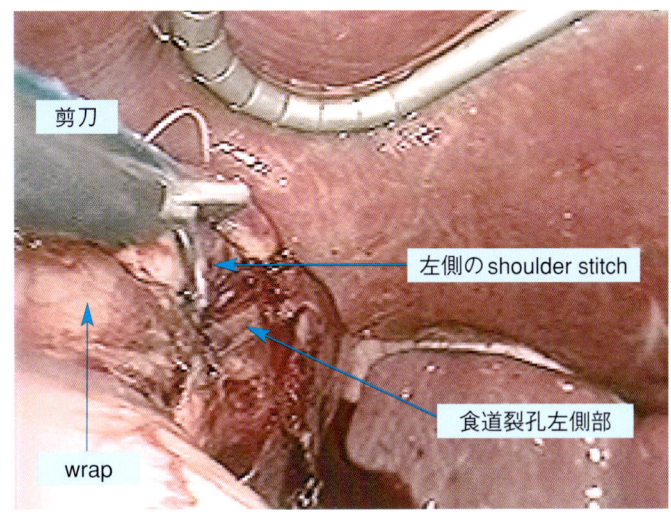

図45．左側のshoulder stitch（Dor噴門形成術）

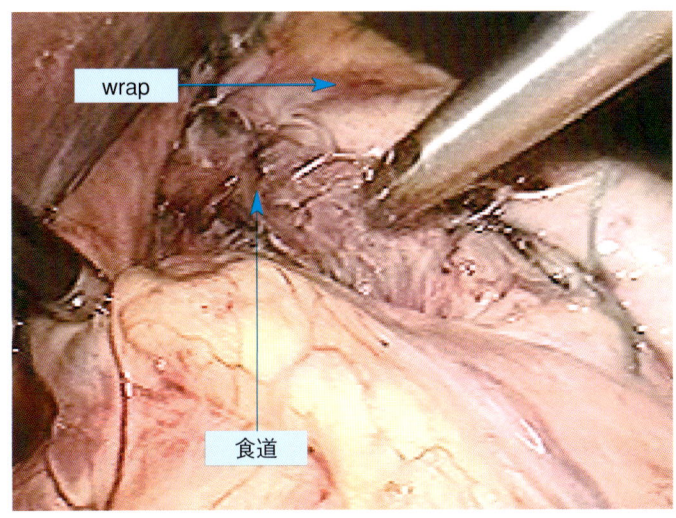

図46．Heller-Dor噴門形成術の完成

2．GERDに対するLARS

　LARSでは腹腔鏡下Heller-Dor法と同様に，5本のポートを配置し（図11），頭高位とする．肝臓用のリトラクターによる肝左葉の挙上と噴門部の視野展開は食道アカラシアの手術と同じである（図13, 14）．

　逆流防止手術は，①食道の露出，②胃穹窿部の授動，③食道裂孔の縫縮，④噴門形成術により構成されている．手技の前半は，臓器損傷や出血などの術中，術後早期合併症に関係しており，後半は逆流防止効果や嚥下困難などの術後愁訴に関連して重要である．

1）食道前面の露出

　食道の露出に際し，とくに迷走神経と食道壁の損傷に注意しなければならないが，LARSではHeller-Dor法と異なり，迷走神経前幹は食道壁へ残して，1層浅い層で食道を上下方向へ露出することになる（downward exposure）（図47）．アカラシアに用いているupward exposureで食道を広範囲に露出すると，術後にアカラシア様症状が出現しやすく，とくにNissen法を行った場合には，術後早期に高度の嚥下困難が出現しやすい．

　一方，アカラシアでは神経叢の変性が生じているためと思われるが，このような変化は生じにくい．ただし，十二指腸潰瘍合併例は選択的近位迷走神経切離術を併用することもあるため，その場合は下方から食道を露出し，広範囲に食道へ流入する神経枝を切離しなければならず，Toupet法を用いている．

　肝左葉をリトラクターにて挙上し，噴門部の視野を展開した後，助手が胃の上部前面を把持して，下方へ牽引する．そして，ヘルニアの程度や迷走神経肝枝の走行などを確認する（図48）．

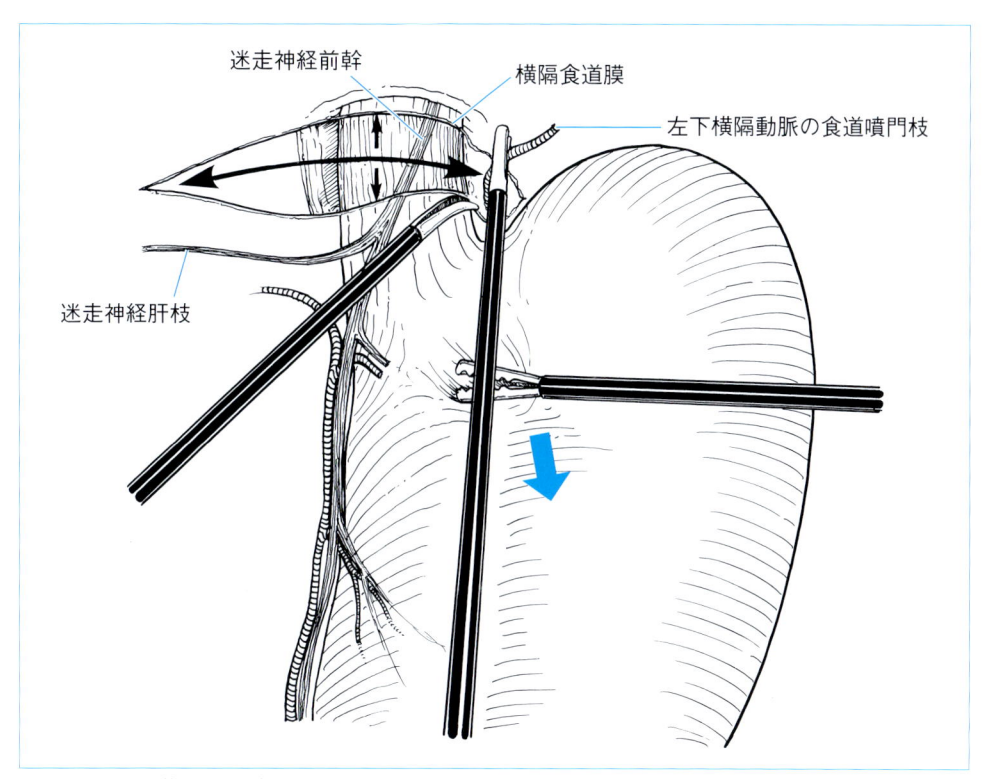

図47. 腹部食道の露出（downward exposure）

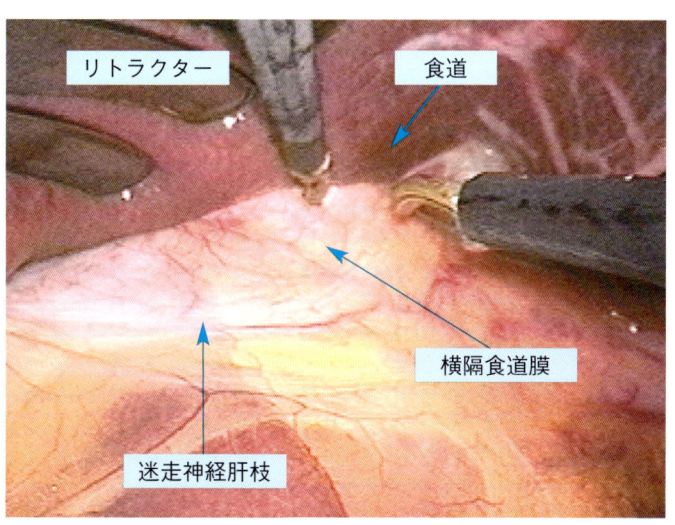

図48. 横隔食道膜の位置確認と切離

迷走神経肝枝の上縁で横隔食道膜を水平方向に切離して，肝枝を損傷しないように注意しながら，腹部食道を露出する（図49）。横隔食道膜を含め，漿膜組織の切離は剪刀やフック型電極で行うほうが効率的であるが，食道周囲炎のために，食道周囲の血管増生が強い場合は出血しやすくなるので，USADを用いて切離している。

　横隔食道膜の切離を左右の方向へ延長するが，右側は肝臓の近くまで切離すると，食道右側ならびに背側の視野が得られやすい。ただし，迷走神経肝枝とともに左副肝動脈の損傷に注意する。左側は食道裂孔左側部まで露出することになるが（図50），この際，His角近傍に流入する左下横隔動脈の食道噴門枝が認められた場合には，USADで切離する。

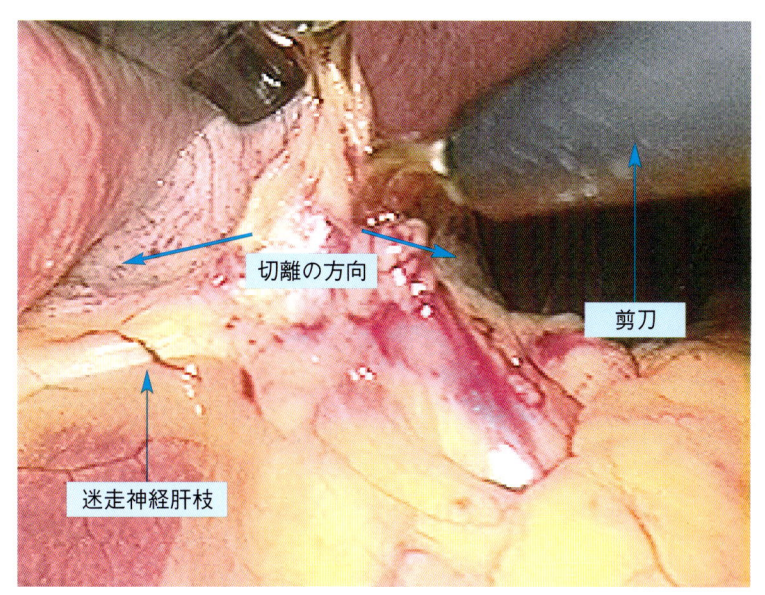

図49. 横隔食道膜の切離

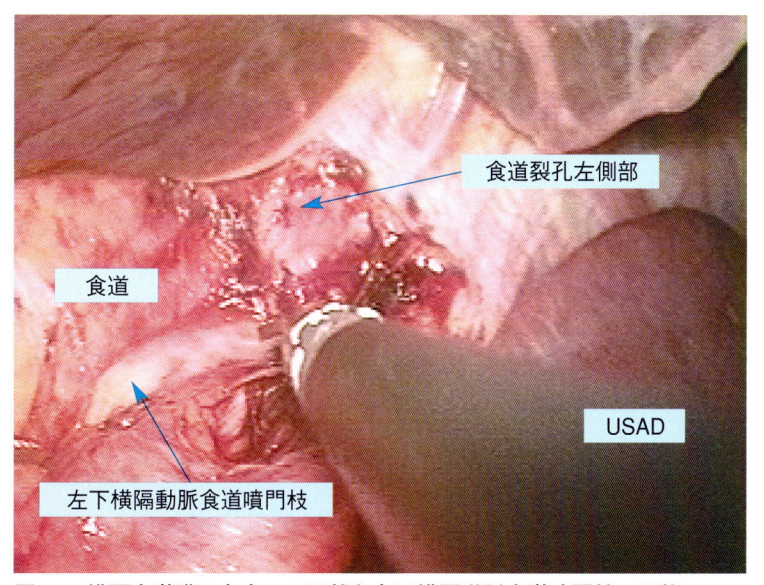

図50. 横隔食道膜の左方への切離と左下横隔動脈食道噴門枝の切離

2）短胃動脈の切離と胃穹窿部の授動

　胃穹窿部の授動のために，胃脾間膜ならびに短胃動脈を切離する（**図51**）。短胃動脈の切離は術後の嚥下困難を抑えるためであるが[226]，最近では，短胃動脈の切離の有無は胸焼けや嚥下困難の出現頻度に影響を与えないことに関する報告が多くなってきている[227)〜231]。むしろ，短胃動脈の切離により，腹部膨満，胃部膨満，おくびの排出困難が起こりやすいとの報告もあるので[232]，この手技に関しては，今後変わっていく可能性がある。しかし，噴門形成部に緊張のかかる状態は避けるべきであるので，本書では短胃動脈の切離をLARSの構成手技としている。

　具体的には，助手が胃脾間膜を把持して，左側腹側へ牽引し，術者は胃を把持して右側へ牽引することにより，胃脾間膜を伸展させて，USADによる切離を行う（**図52**）。短胃動脈の切離は，USADの使用により止血切離が可能であるが，強い牽引が加わると止血不良になるので注意する。短胃動脈は通常2〜3本切離するが，肥満例では，より下方から切離を始めるほうが，胃体上部背側の視野が出しやすくなる。術者ならびに助手の把持は，順次，より口側の部分へ持ち替えながら，この切離を頭側へ進める。

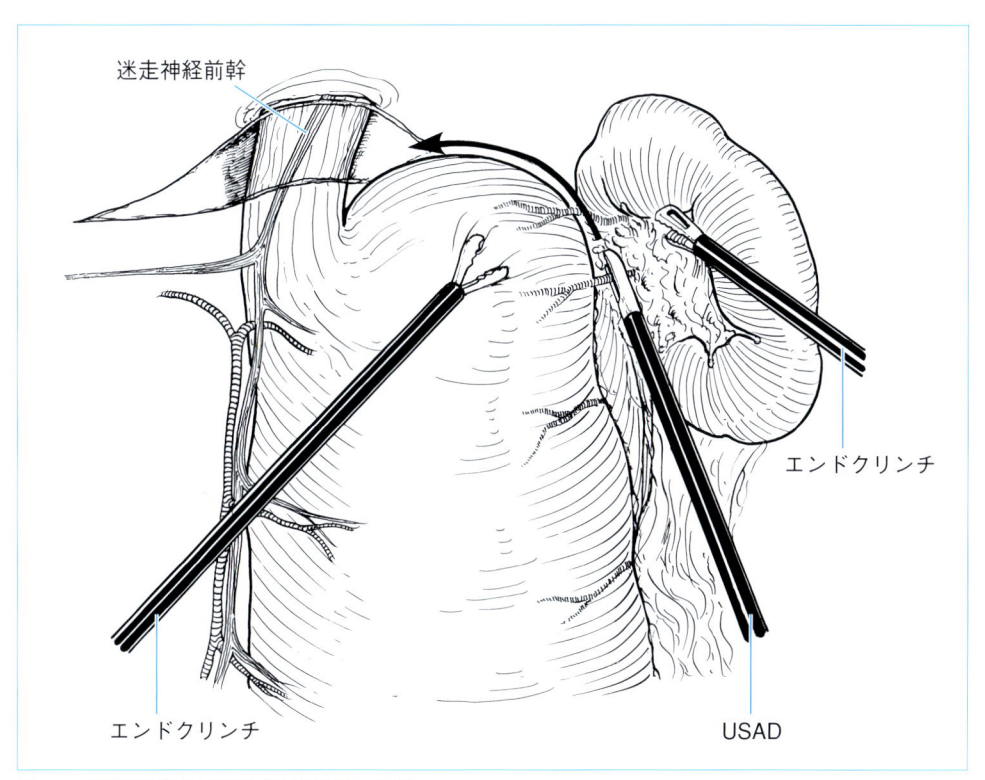

図51. 短胃動脈の切離と胃穹窿部の授動

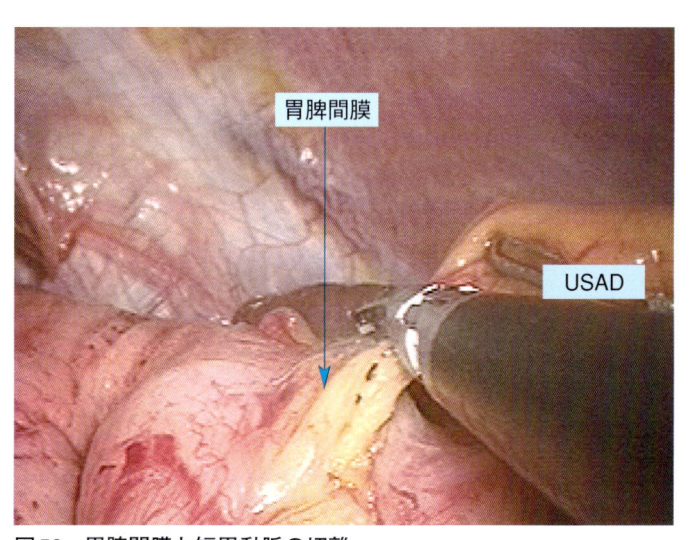

図52. 胃脾間膜と短胃動脈の切離

とくに脾臓の上極近くでは，胃壁と脾臓が接しているので，慎重に切離しなければならない（**図53**）。手技の前半の山場ともいえる。上極近くでは，その背側に脾動脈の上極への枝が存在するため，彎曲型剥離鉗子にて背側の剥離を行ってから，USADのブレードの方向に注意しながら切離する。

さらに，術者または助手が胃体上部を右尾側へ牽引しながら，胃横隔間膜を切離して，胃穹窿部の授動を行う。すると，後胃動脈が胃穹窿部の背側に出てくるため，これを切離する（**図54**）。この部の視野展開では，胃の背側をエンドクリンチなどで把持し，右側へ展開する必要がある。さらに，食道裂孔左側部方向へ胃横隔間膜の切離を進めて，食道裂孔左側部を露出し，最初に行った横隔食道膜の切離線と連続させる。

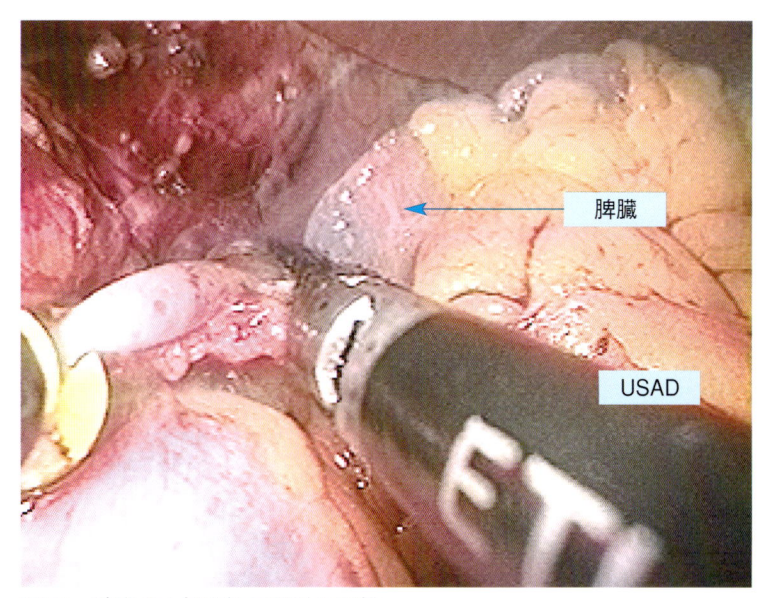

図53．脾臓の上極の短胃動脈の切離

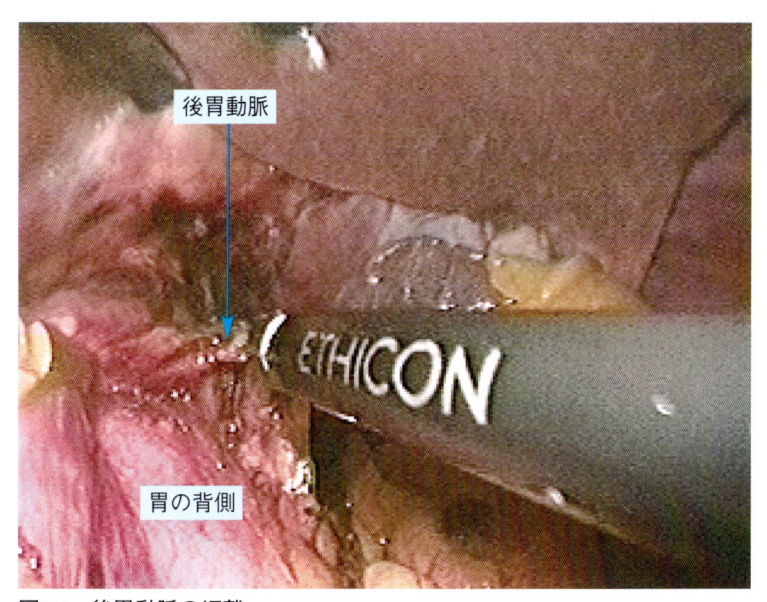

図54．後胃動脈の切離

3) 食道の全周性の露出

　助手はエンドクリンチで，胃上部を把持して尾側へ牽引し，術者は食道裂孔右側部と食道の間を剝離して，食道の右側を露出する（**図55**）。食道周囲炎を伴っている場合は，層がわかりにくくなるので注意する。

　さらに食道の右側から背側へ，ツッペルや吸引管を用いて鈍的に剝離を進め，食道壁，胃上部に流入する小神経や血管は切離していく（**図56**）。

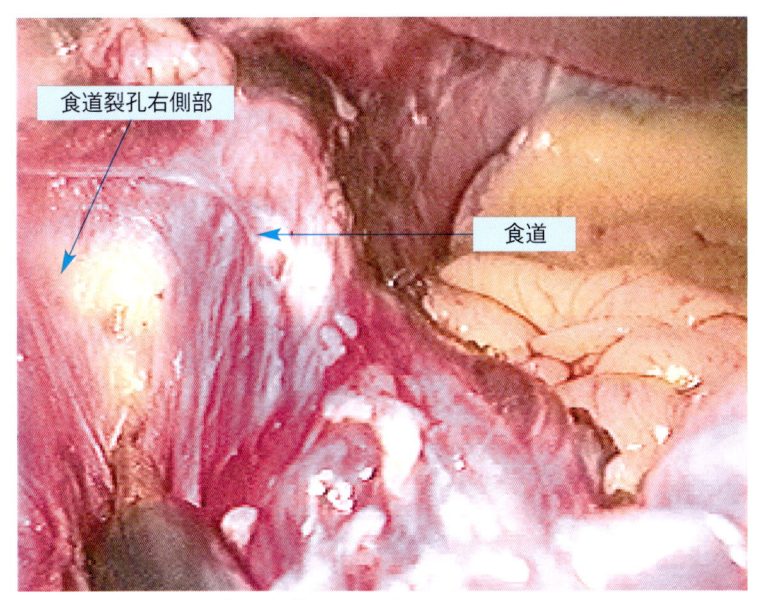

図55．食道裂孔右側部と食道の間の剝離

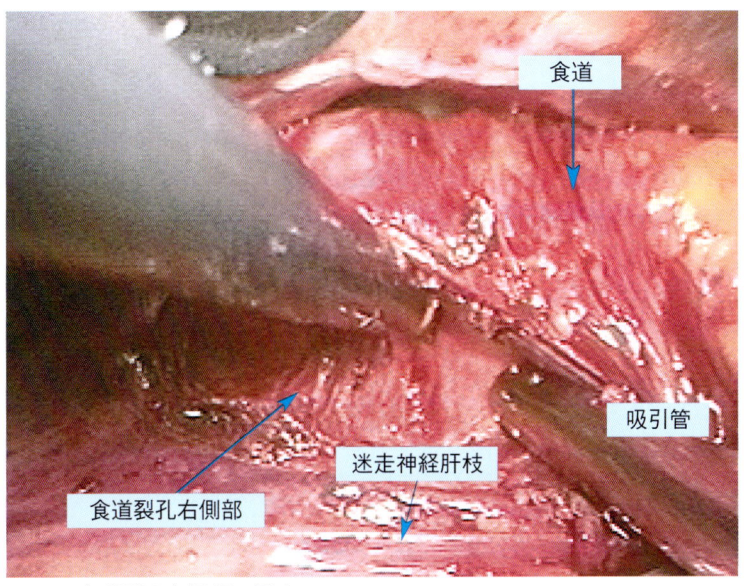

図56．食道裂孔右側部の露出

食道前面の横隔食道膜を下方へ剥離して，食道前面を露出すると，迷走神経前幹が左上から右下方へ斜走するのを確認でき，これを損傷しないように注意する（図57）。

　食道左側は胃穹窿部の授動の操作の段階で露出されているが，不十分な場合は，さらに食道裂孔左側部との間を剥離しておく（図58）。

　そして，助手が胃上部を腹側へ牽引した状態で，術者は食道の右側から食道背側を吸引管やツッペルを用いて鈍的に剥離し，残る神経や小血管をUSADにて切離する。通常迷走神経後幹は背側に離れることになる（図59）。

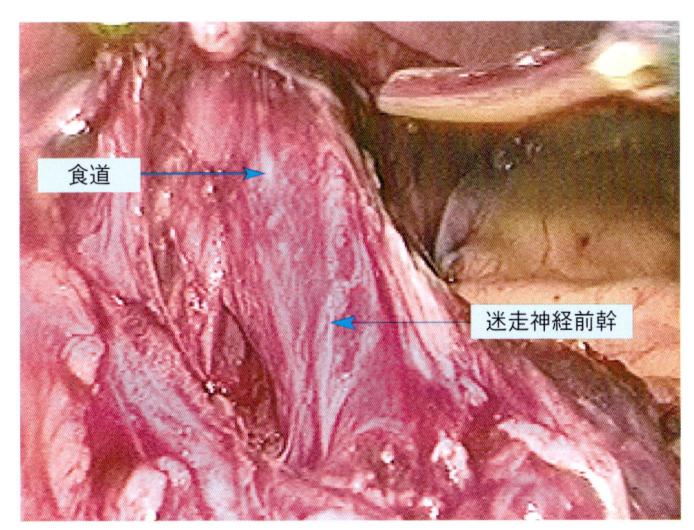

図57. 食道前面の露出と迷走神経前幹の確認

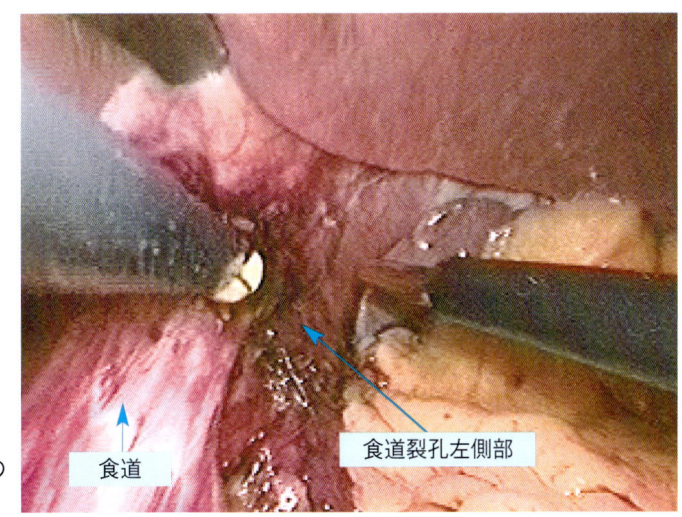

図58. 食道裂孔左側部と食道の間の剥離

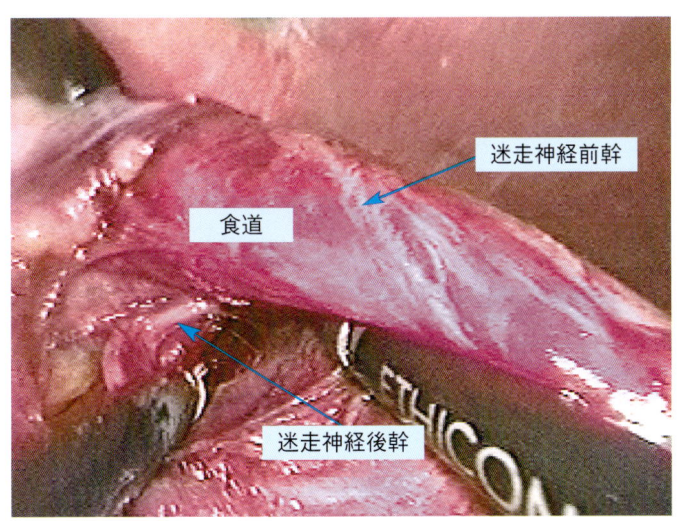

図59. 食道右側から背側の剥離と露出

そして，食道壁に流入する神経だけを切離して，食道の背側で右側から左側へ向かい，トンネルを完成させる（図60）。この際，剝離方向に注意しないと，縦隔内へ入り，気胸の危険性があるので，剝離方向は常に注意する。右側から左側へ鉗子を誘導することができたら，長さ10cm程度のペンローズドレーンを誘導して，食道の牽引を行う。この際，このペンローズドレーンは，アカラシア手術の場合と同様に，その両端を縫合固定しておく。

助手がペンローズドレーンを把持して，食道を尾側・腹側へ牽引することで，食道背側の視野展開が容易となる。鈍的に剝離していくと，神経の枝や小血管が食道へ流入しているため，これをUSADにて切離するが，迷走神経後幹の損傷に注意する（図61）。

つぎに，食道を尾側，背側へ牽引して，食道裂孔と食道前面の間を剝離する。最後に，食道を右側へ牽引して，食道裂孔左側部と食道の間の剝離を行う。この際，His角に脂肪織（fat pad）が認められることがあるが，大きい場合は切除する（図62）。ただし，迷走神経前幹損傷の危険性があるので，fat padの切除は右側部へ切り込まないようにしなければならない。

このように剝離を進めていくと，食道が腹腔内へ下りてくるが，Nissen法では約3cm，Toupet法では約5cmの食道を確保する必要がある（図63）。そのため，短食道の傾向にある例では，縦隔内への剝離をさらに進めなければならない。その際，食道裂孔の狭い例では，食道裂孔の前側の筋組織の一部を切離して，食道裂孔の開大を行う必要も出てくる。縦隔内の食道の剝離も，基本的には鈍的剝離を行い，残存する索条物は，USADにて切離することになるが，とくに縦隔内操作においてはUSADのアクティブブレードの方向に注意する。

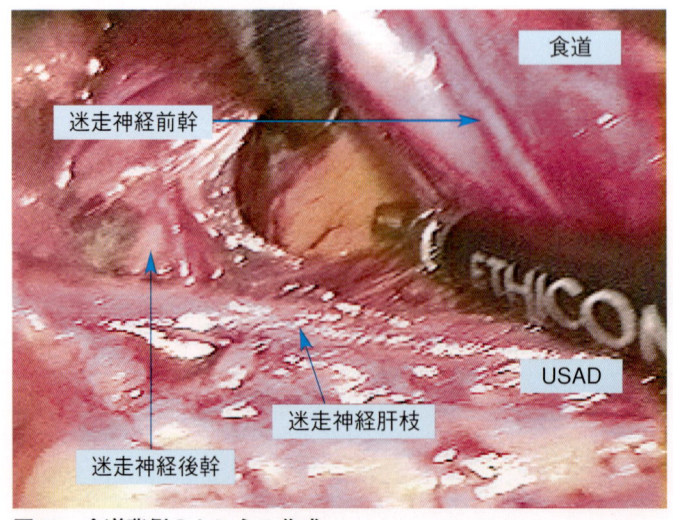

図60．食道背側のトンネル作成

Ⅱ．手術の実際　　67

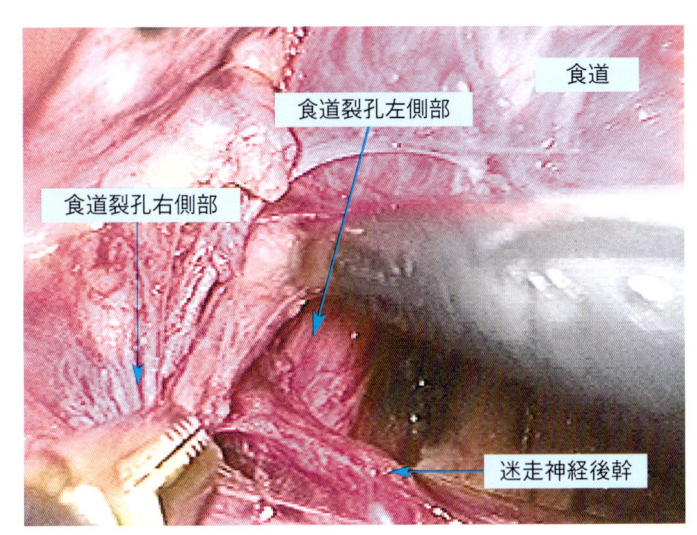

図61．食道背側の露出

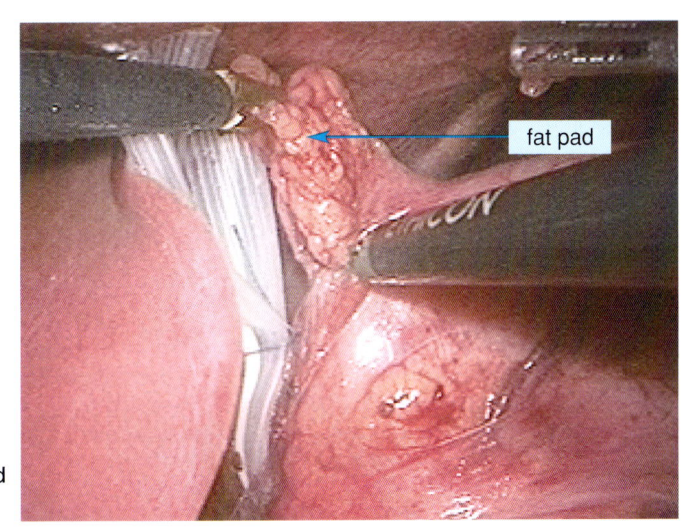

食道
食道裂孔左側部
食道裂孔右側部
迷走神経後幹

図62．His角近傍に存在するfat padの切除

fat pad

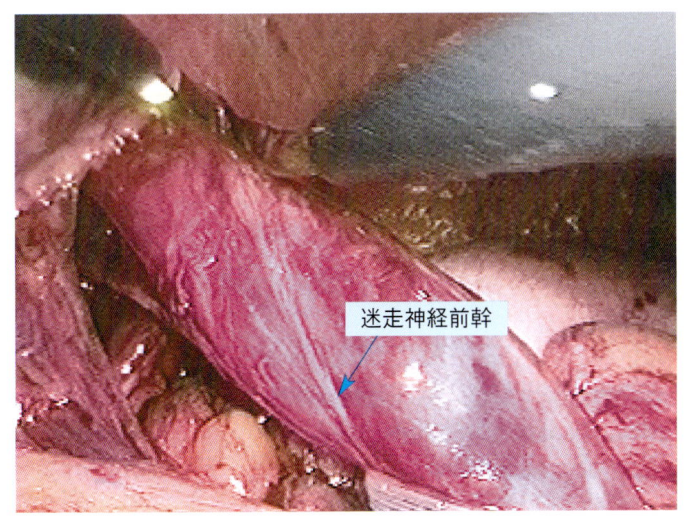

図63．食道の全周性の露出

迷走神経前幹

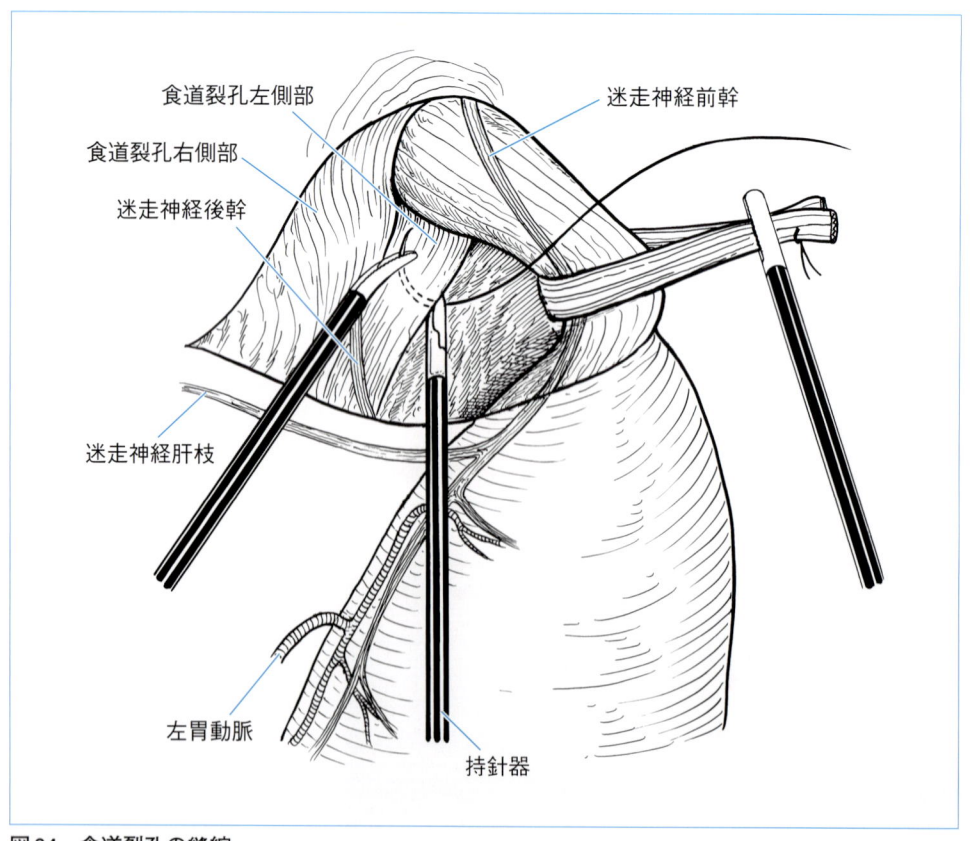

4）食道裂孔の縫縮

　食道裂孔の縫縮と噴門形成術は，術後の再発や嚥下困難に関連する手技として重要となる。食道裂孔の縫縮は通常，背側から行う（図64）。

　助手は食道を左側に牽引して，食道裂孔を視野に出す。最初に，食道裂孔の左側部に針糸を通し（図65），さらに右側に針糸を通した後（図66），結紮する（図67）。通常2針程度で下方から行っているが，迷走神経後幹の損傷に注意し，縫縮部と食道の間は1cm程度の隙間を残すようにする。Watsonらの報告[233]では，前側からの縫縮のほうが再手術の危険性が少なくなっているが，後方からのヘルニア発生の危険性がある。食道裂孔の縫縮の締めすぎは再手術となる危険性があるが[234]，ゆるいと再発の原因となる。とくに巨大食道裂孔ヘルニアでは再発の危険性が高くなるので，肝円索[235]や，メッシュ[236]〜[238]を用いての裂孔縫縮部の補強手技の報告が認められるようになってきている。

図64. 食道裂孔の縫縮

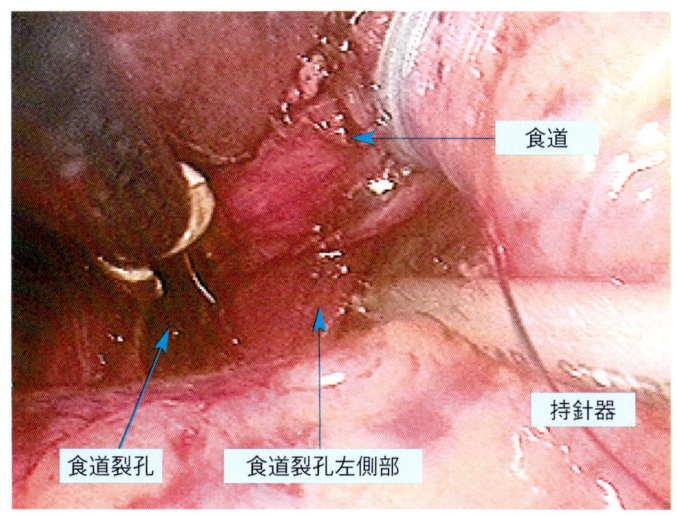

図65. 食道裂孔の縫縮：食道裂孔左側部への運針

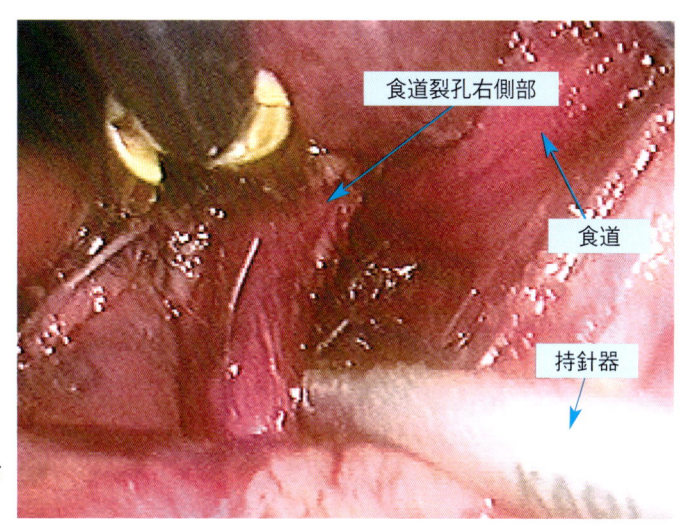

図66. 食道裂孔の縫縮：食道裂孔右側部への運針

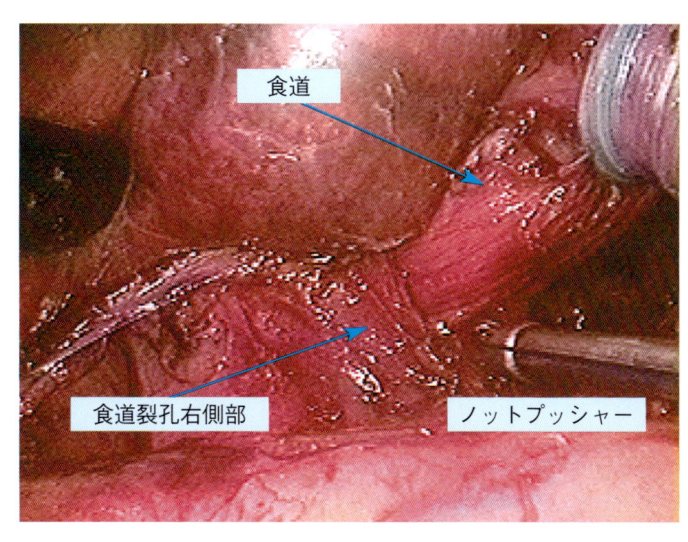

図67. 食道裂孔の縫縮：縫合糸の結紮

5）噴門形成術

(1) Nissen 法（図68）

　Nissen法自体は開腹手術の時代にtight Nissenから,嚥下障害の少ないloose Nissen, floppy Nissenへと変わってきた。そのため，噴門形成時のcalibrationのため，50Fr以上の食道拡張ブジーの挿入が推奨されている[239]。腹腔鏡下でも食道拡張ブジーの挿入は，Nissen法に対し術後の嚥下障害を抑えるために有用である[240]。しかし，ブジー挿入に伴う穿孔の危険性が1.0％前後あることが問題である。一方において，熟練してくれば挿入しなくても，Nissen法の嚥下障害の発生に差はみられないとの報告[241)242]もあるが，Nissen法のもっとも注意すべき合併症は術後の嚥下困難であるので，慣れないうちは，食道拡張ブジーによるcalibrationは必要と思われる。

　右側のwrap（胃穹窿部の上極ⓐ）と，これに対する位置を左側の胃体上部前壁ⓑに求め，これを左側のwrapとする（図69）。実際の手技は，胃穹窿部を食道の背側から右側へ誘導した後に，右側のwrapを把持した状態で，食道拡張ブジーを挿入する。そして，右側のwrapを助手に把持させる。理想的には，助手が把持しなくても右側のwrapが逃げない程度に胃穹窿部が授動されていることが望ましい。

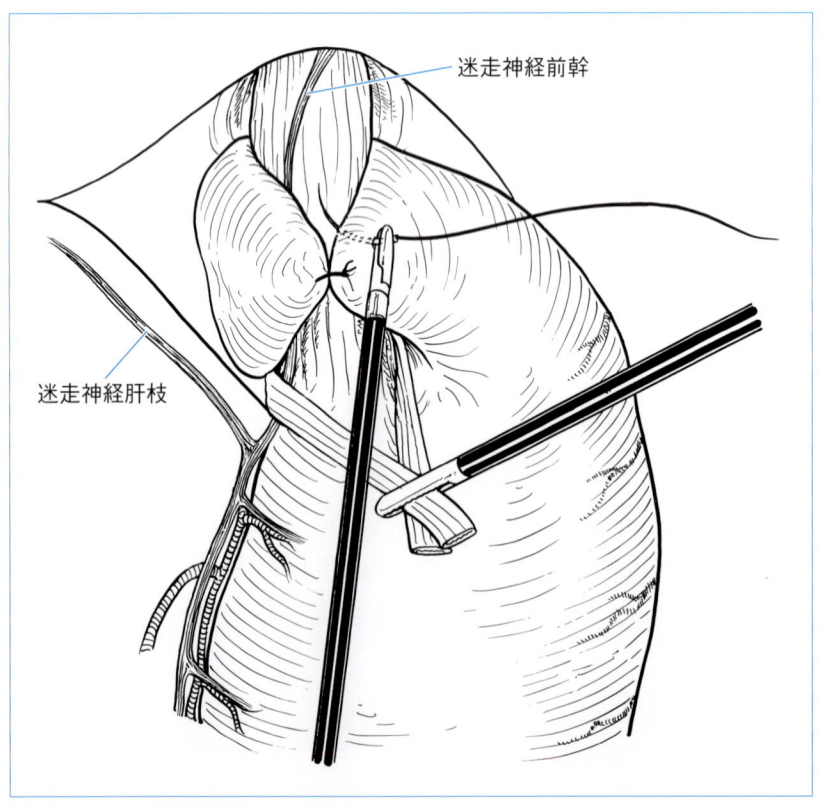

図68. Nissen噴門形成術

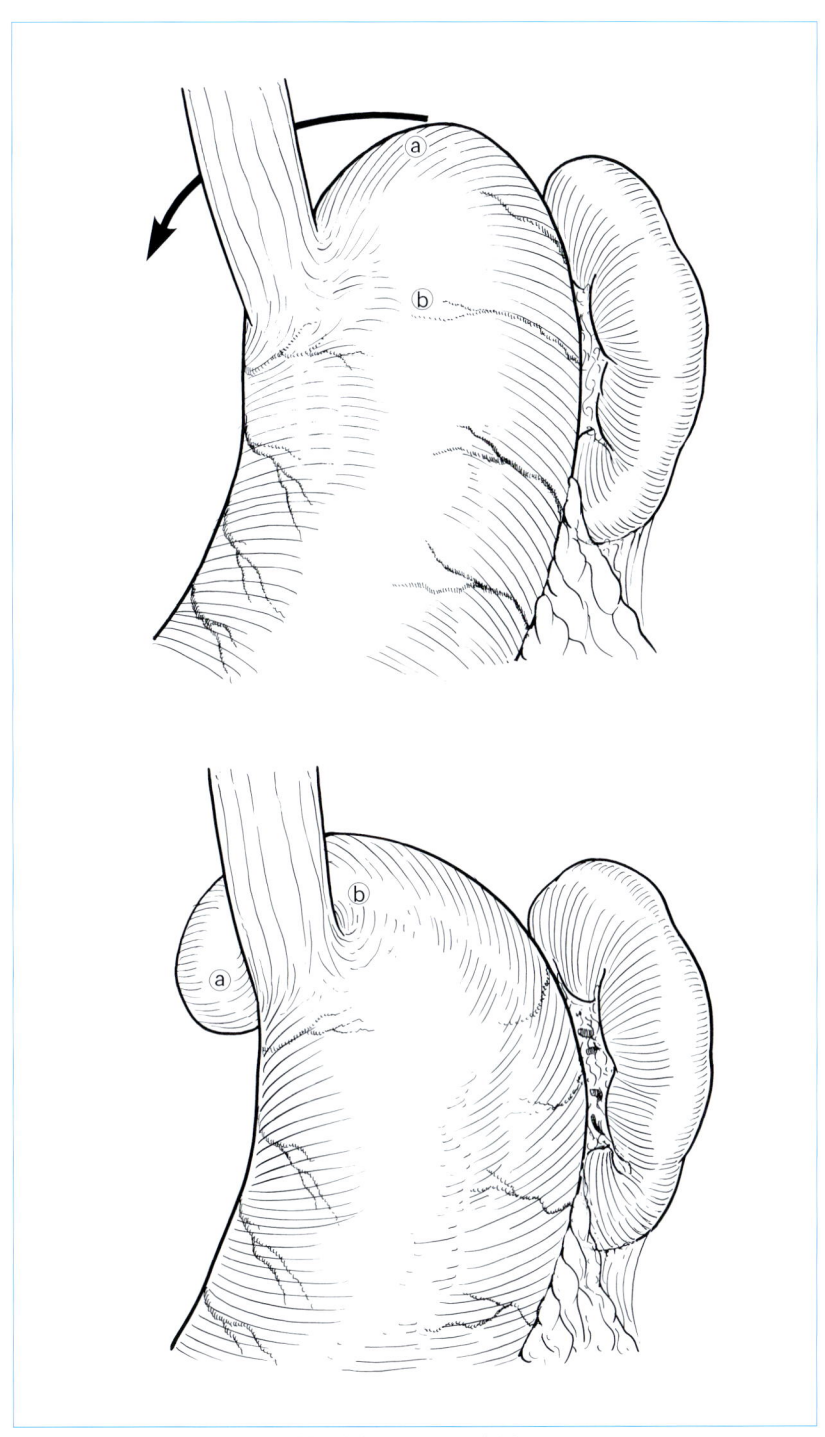

図69. 左右のwrapの位置関係と右側のwrapの授動

通常は，頭側から縫合を行っている。左側のwrapに針糸を通した後，最初の1針のみは食道前壁に針糸を通している（図70）。この際，迷走神経前幹の走行と損傷に注意し，同時にwrapの高さに注意する。

　噴門形成時に食道胃境界部の同定が重要となるが，10%位の症例では想定する位置よりも高い位置にあるため，術中内視鏡検査による同定を推奨する報告[243]もある。気持ち，やや口側で噴門形成を行うようにするほうがよい。そして，右側のwrapに針糸を通した後（図71），結紮を行うが，助手は左右のwrapを合わせて，結紮に緊張がかからないようにする（図72）。3～4針程度の縫合を行い，食道胃境界部の頭側に2cm幅のwrapを作成する[240]（図73）。

　wrapの縫合は，上から行うか，下から行うかは一定していないが，筆者は上から行うようにしている。しかし，最初の縫合固定の位置から判断して，口側に縫合を追加することもある。これは，できあがりつつある噴門形成の形から判断するほうがよいと思われる。

　wrapの後方と食道裂孔縫縮部の縫合（anchor stitch）や，左右の食道裂孔部とwrapの縫合（shoulder stitch）は，wrapの捻れや術後の傍食道型ヘルニアの予防を目的として行われることがある。LARSでは術後のヘルニア再発，とくに背側からのヘルニア発生が多いことが指摘されているので，加えるほうがよいと思われるが，術後愁訴が出やすい可能性があるので，とくにNissen法では必須ではない。

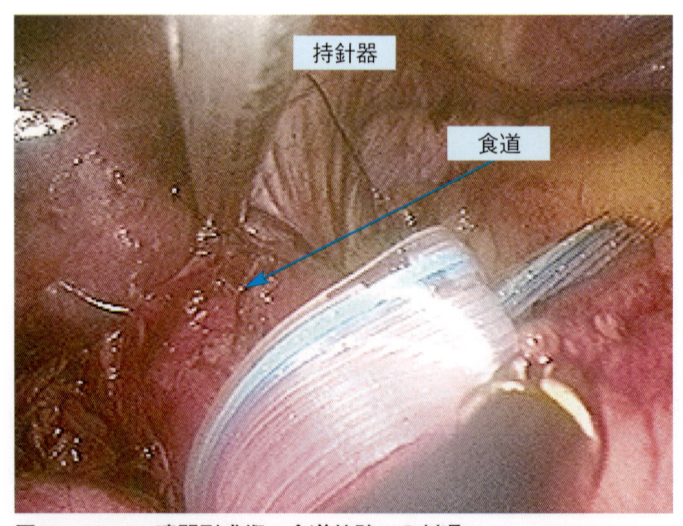

図70．Nissen噴門形成術：食道前壁への刺通

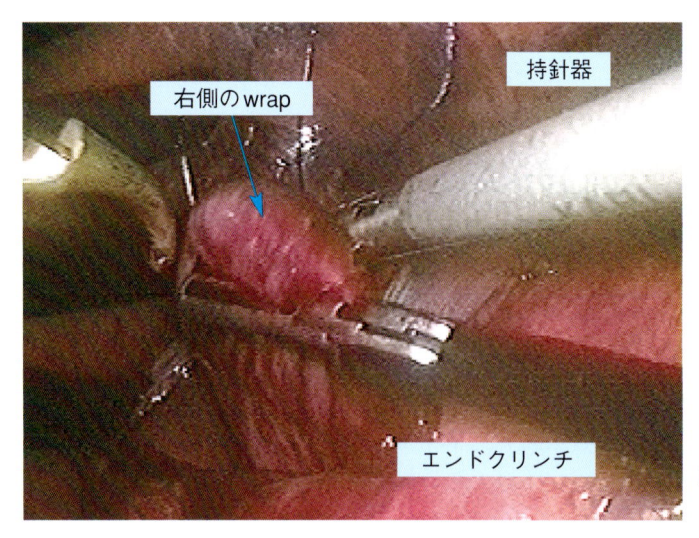

図71. Nissen噴門形成術：右側のwrapへの運針

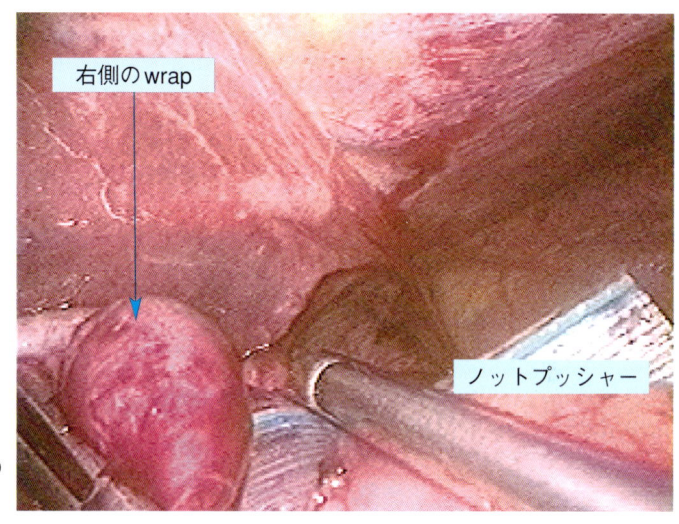

図72. Nissen噴門形成術：左右のwrapの縫合結紮

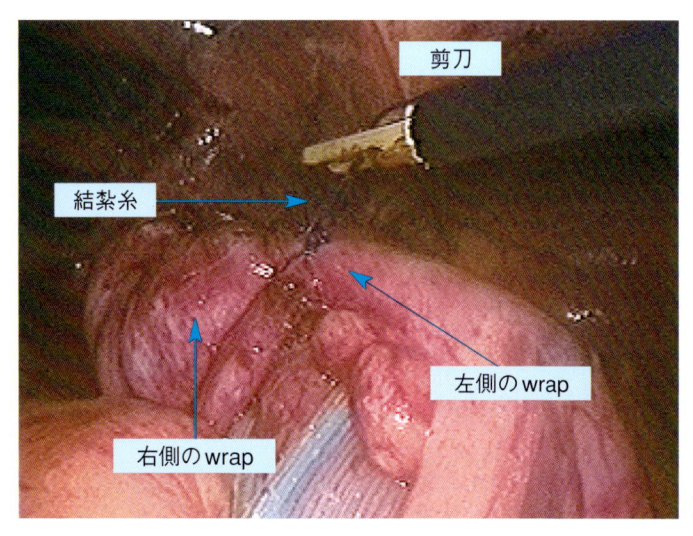

図73. Nissen噴門形成術の完成

(2) Toupet法（図74）

　後壁2/3周の噴門形成術はToupet法と呼ばれている。Toupet法自体はBoutelierとJanssonにより改良が行われているが[244]，この手技は食道裂孔左右の縫縮を行わず，食道裂孔左右は各々wrapと縫合することが特徴である。一方，後壁2/3周の噴門形成術の概念は，食道裂孔の縫縮を行うGuarnar法[245]や弓状靱帯への固定のHillの手技を加えたMenguy法[246]の手技にもみられている。そして，食道裂孔縫縮は術後の傍食道型ヘルニアの発生を予防するために重要と考えられるようになって，最近ではGuarnar法が用いられるが，名称としてはToupet法が用いられている。

　Toupet法では，Nissen法より長く腹部食道を確保する必要があるので，約5cm腹部食道を確保する。そして，食道裂孔を縫縮した後に，Toupet噴門形成術を行う。Toupet法では，左右のshoulder stitchを加えているので，本書の説明では最初に左右のshoulder stitchを行っているが，実際には，左右のwrapの縫合を行った後に左右のshoulder stitchを加えることのほうが多い。

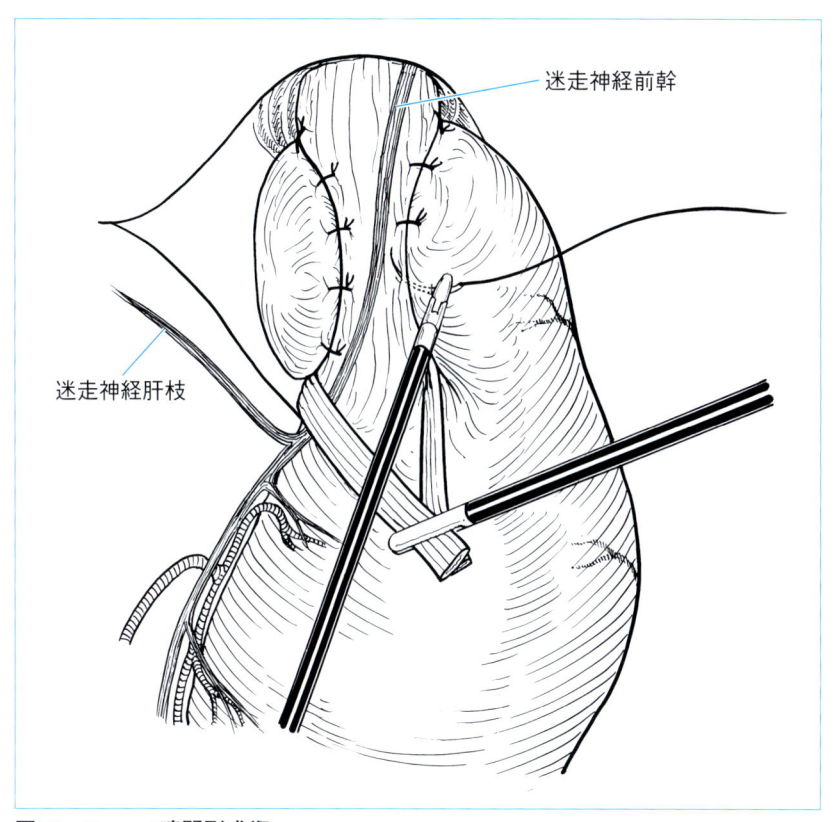

図74. Toupet噴門形成術

食道右側，右側のwrapの上縁，そして食道裂孔右側部の縫合結紮を行う（**図75**）。左側も同様に，左側の食道裂孔の筋層（**図76**），食道裂孔左側部（**図77**），そして左側のwrapの上縁（**図78**）に針糸を通して結紮を行う。shoulder stitchにおいて，食道への運針は必須ではない。

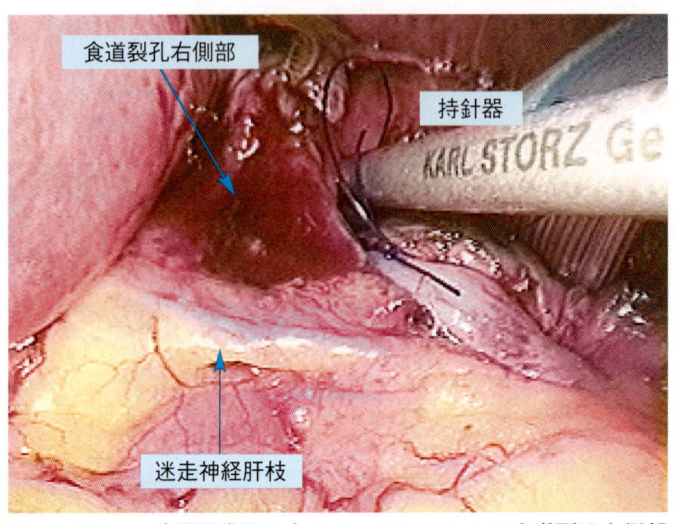

図75．Toupet噴門形成術：右のshoulder stitchの食道裂孔右側部への運針

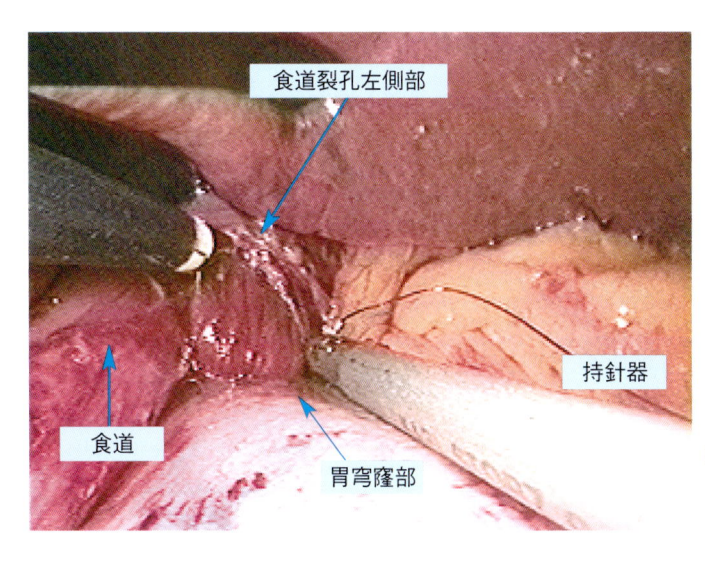

図76. Toupet噴門形成術：左側のshoulder stitchの食道裂孔左側部への運針

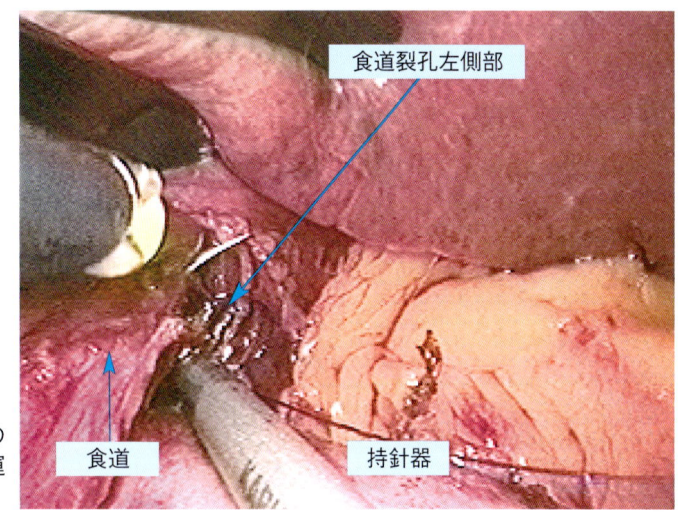

図77. Toupet噴門形成術：左側のshoulder stitchの食道への運針

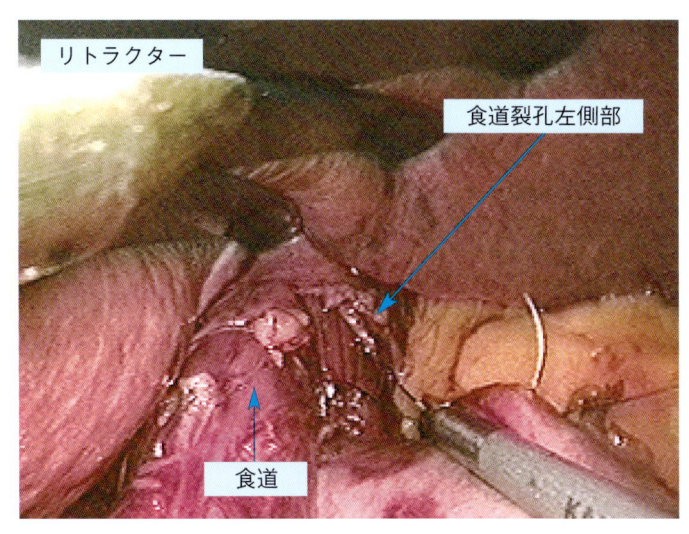

図78. Toupet噴門形成術：左側のshoulder stitchの左側のwrapへの運針

そして，食道右側と右側のwrapの縫合を順次，頭側より行っていく（**図79**）。約1cm間隔で縫合しているので，通常，片側5～6針程度となる。Nissen法と異なり，胃と食道の縫合であるため，脱落が起こりやすいので，食道筋層をしっかり拾うようにしている。迷走神経前幹は通常，左右のwrapの間に位置し，wrapの縫合時に迷走神経前幹を損傷しないようにする。まれに，迷走神経前幹を右側のwrapで包み込む形になることもある。

　同様に，左側のwrapと食道左側部を，5～6針にて，順次，縫合結紮していく（**図80**）。Toupet法は，後方2/3周性の噴門形成術であるが，明確な基準はない。通常は左右のwrapの間が約1cm前後になるようにしている。

　最後に牽引用ペンローズドレーンを抜去して，左右のwrapの下端部に縫合を追加し，食道胃境界部より頭側に幅4cmのwrapを完成させる（**図81**）。

II．手術の実際　　79

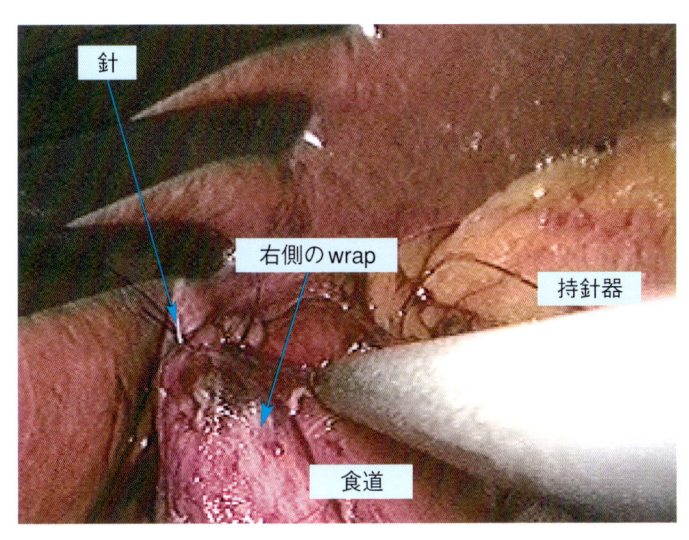

図79．Toupet噴門形成術：食道と右側のwrapの縫合

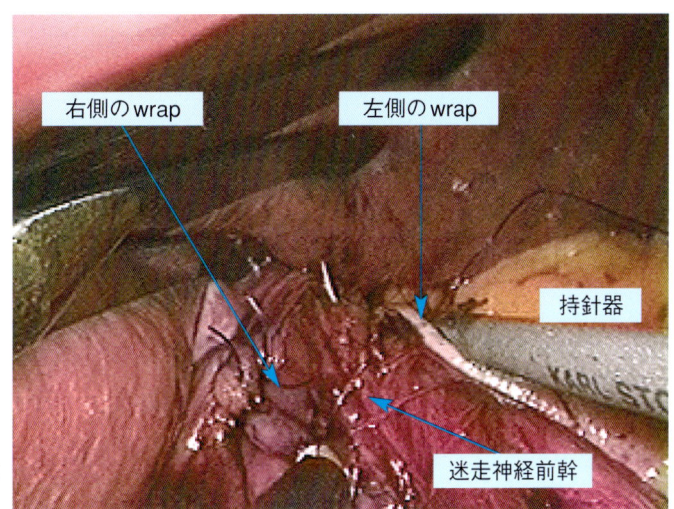

図80．Toupet噴門形成術：食道と左側のwrapの縫合

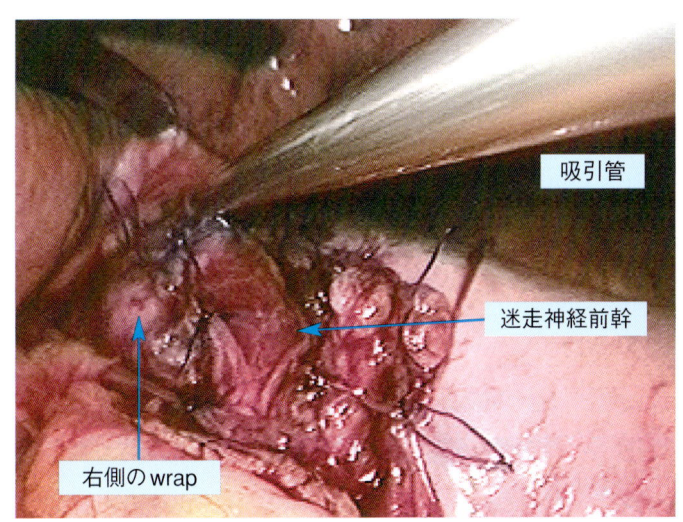

図81．Toupet噴門形成術の完成

3．食道裂孔ヘルニア

　胃の1/3以上が縦隔内に入り込んでいるのを巨大食道裂孔ヘルニアと呼ぶが，この場合，胃が縦隔内へ入り込んでいるため，入り込んだ胃を腹腔内へ戻さなければならない（**図82**）。この際，5 mm径の鉗子では十分な牽引が得られないため，ⓔのポートを太くして，10mm径のエンドバブコックなどの鉗子を必要とすることがある。また，徐々に牽引して，急に強い力を加えないように，胃壁の損傷に注意する必要がある。

　巨大食道裂孔ヘルニアでは，通常，食道裂孔は大きく開大している。胃を腹腔内へ還納して，ヘルニア嚢の切除とともに，腹部食道を周囲より切離，露出することになるが（**図83**），周囲の固定により，胃は牽引をかけていないと，縦隔内へ戻ることが多い。

　そのため，最初に胃脾間膜ならびに短胃動脈の切離から始めて，胃脾間膜を頭側へ切離していき，胃穹窿部の授動を行う（**図84**）。短胃動脈，胃脾間膜の切離は，これまでに述べてきた手技と変わりないが，巨大食道裂孔ヘルニアでは，脾臓上極における胃脾間膜は開いていることが多いので，同部の切離は容易となる。

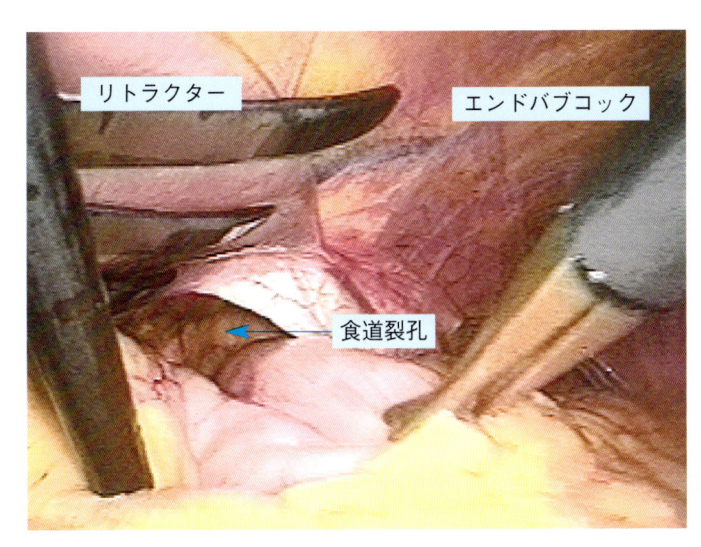

図82. 巨大食道裂孔ヘルニア例における胃の牽引

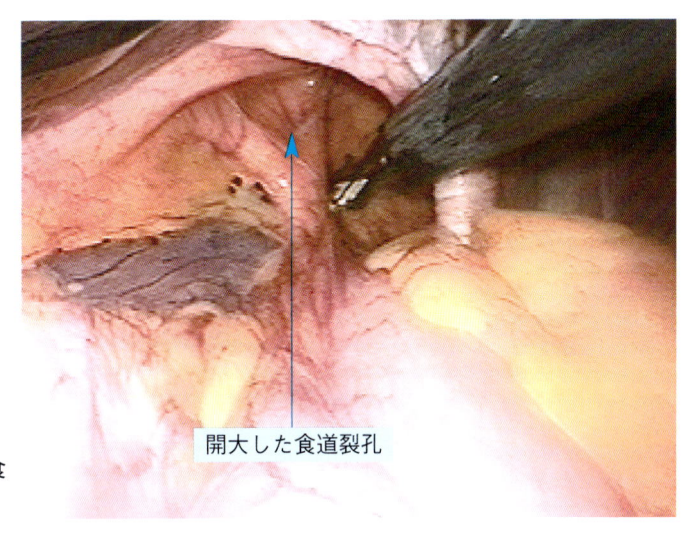

図83. 胃が牽引された状態の巨大食道裂孔ヘルニア例の食道裂孔

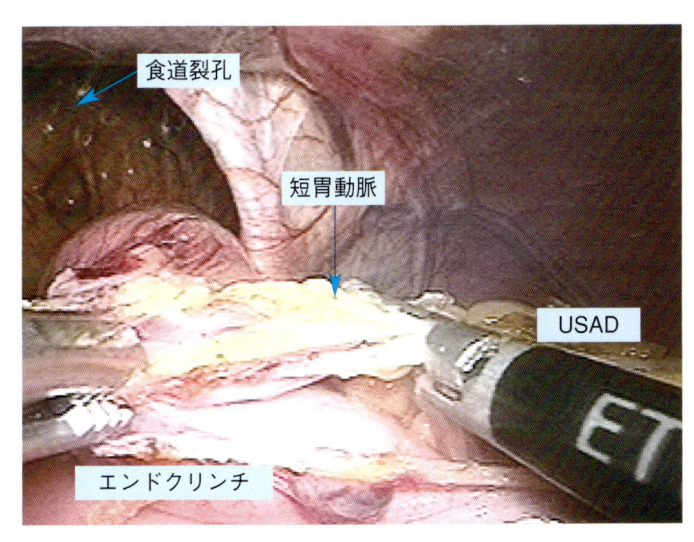

図84. 巨大食道裂孔ヘルニア例の短胃動脈の切離

胃横隔間膜から食道裂孔左側部へ切離を進めていき，食道裂孔左側部を露出する（図85）。さらに食道周囲の膜様物，索条物による固定を切離していくことにより，しだいに胃ならびに食道が腹腔内へ下りてくるので，以下の手技はGERD手術に準じる。ただし巨大食道裂孔ヘルニアでは，縦隔内の剝離操作が広範囲に及ぶため，胸膜損傷（気胸の発生）を含め周囲組織の損傷に注意しなければならない。

巨大食道裂孔ヘルニアでは，ヘルニア囊を切除するが，完全に切除することにこだわる必要はない（図86）。むしろ，切除する際の副損傷に注意すべきである。

食道裂孔が大きく開大しているため，裂孔の縫縮は通常の背側（後方）からの縫縮に，腹側（前方）からの縫縮を加えなければならないことがある。この場合，締めすぎに注意する。また，巨大食道裂孔ヘルニアは，ヘルニア再発が起こりやすいので，anchor stitchやshoulder stitchにより，wrapを横隔膜脚に固定するほうがよいと思われる。一方，食道裂孔部は線維化が強く丈夫になっているので縫縮を行いやすいが，背側に脆弱部が存在する場合にはメッシュによる補強を必要とする。また，食道周囲の剝離操作に伴い，噴門周囲が剝離されてしまうので，筆者は，その修復として，Toupet噴門形成術を加えるべきだと考えている。

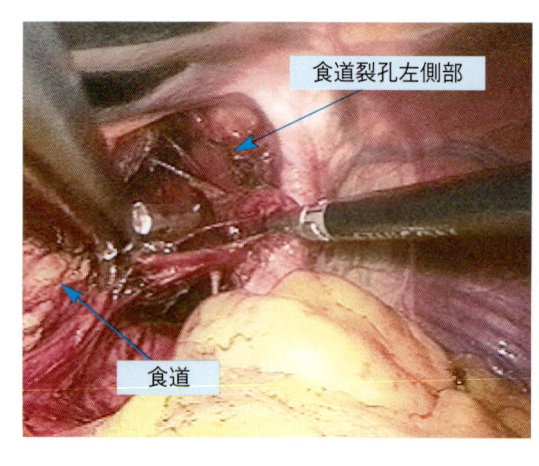

図85. 巨大食道裂孔ヘルニア例における食道裂孔左側部と食道左側の間の剝離と露出

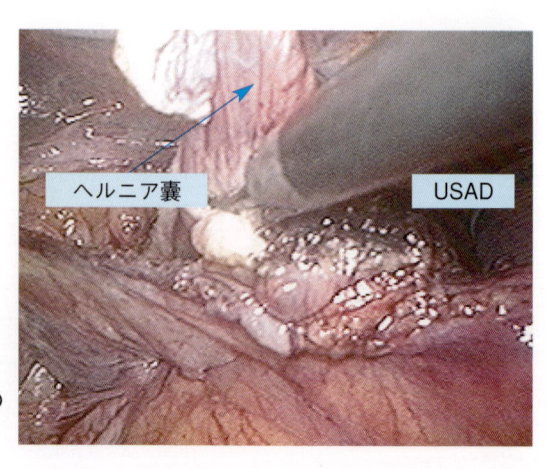

図86. 巨大食道裂孔ヘルニアにおけるヘルニア囊の切除

III. トラブルシューティング

III．トラブルシューティング

　食道アカラシアに対する腹腔鏡下 Heller-Dor 法，GERD や食道裂孔ヘルニアに対する腹腔鏡下手術では，手技的に共通する部分が多く，これらの手技で起こり得る術中のトラブルに対する対処について説明する．

1．胃脾間膜の切離ならびに胃穹窿部の授動の手技におけるトラブル

　噴門形成時の緊張を避けるために，胃脾間膜の切離ならびに胃穹窿部の授動が行われている．今日，USAD やリガシュアーを用いることができるので，これらの手技は容易となってきたが，やはり出血には注意しなければならない．胃脾間膜は胃壁に近い部分を切離していくが，胃壁に近すぎると胃壁に cavitation が生じることがある（**図87**）．これが術後経過に影響を与えることはないが，近すぎると胃壁損傷の危険性があるので注意する．

　助手が胃脾間膜を把持・牽引して胃脾間膜を展開するが，強い牽引は避けるようにする．この部の操作では，とくに出血に注意すべきであるが，①脾臓からの出血，②短胃動脈・脾動脈からの出血が問題となる．

　出血が起きた場合は，授動可能な胃で圧迫止血を行い，吸引などの態勢を整えた後に出血部位を確認する．脾臓被膜の剝離部からの出血では（**図88**），止血綿の貼付が有用である．短胃動脈や脾動脈の枝からの出血の場合（**図89**），確実に出血点を把持できるかどうかがポイントとなるので，吸引を行いながら出血点を剝離鉗子（先端での把持が確実なもの）で把持して，一時的な止血を行う．小血管では，把持鉗子に通電を行うことにより止血するが，太い血管ではクリップやベッセルシーリングシステムを使用しなければならないこともある．USAD も有用であるが，操作軸が脾臓と直交するため，アクティブブレードの先端に注意しなければならない．この部の操作に関連する合併症として，術後に持続する左上腹部痛を呈した脾梗塞の報告がみられている[247]．止血困難例では脾臓摘出を必要とすることがある．

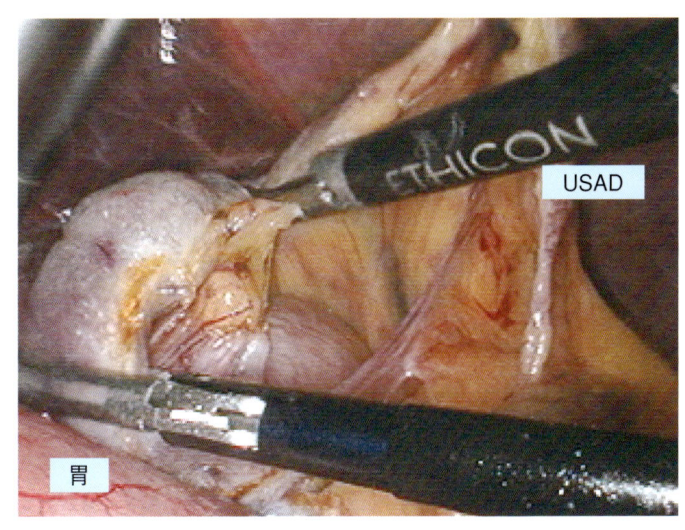

III．トラブルシューティング　　85

図87．短胃動脈切離時の胃壁にみられたcavitation

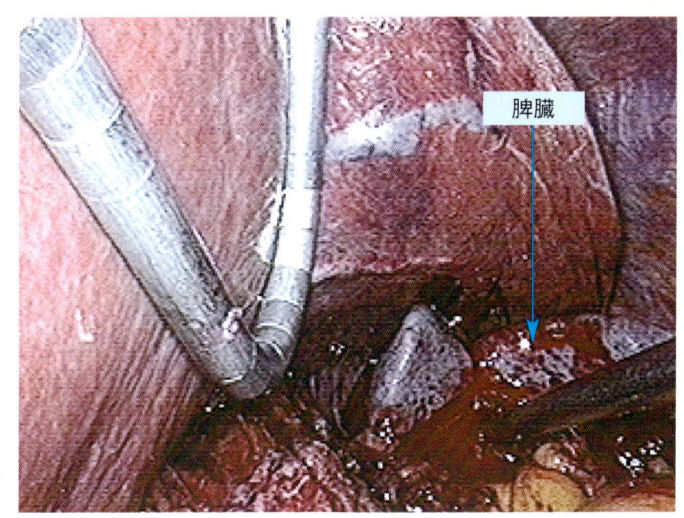

図88．脾臓からの出血：脾臓被膜からの出血

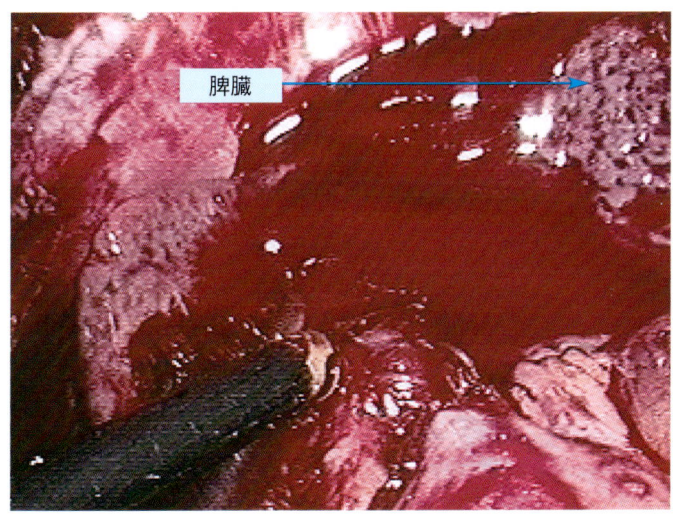

図89．脾臓からの出血：短胃動脈からの出血

2. 食道の露出操作におけるトラブル

1) 迷走神経の損傷

　食道の露出操作にあたり，迷走神経の損傷に注意しなければならない。迷走神経前幹と肝枝，そして，迷走神経の後幹の位置関係を常に把握しておく必要がある。慎重な操作により損傷はまれであるが[248]，前幹，後幹の損傷は胃排出障害に影響を与える可能性がある（図90）。迷走神経の障害の胃排出への影響は少ないと考えられているが[249]，前幹と後幹の両方に損傷が生じた場合には，胃排出障害の危険性が高くなり，術後に持続する場合には幽門形成術が必要となる。また，迷走神経後幹の損傷では，術後に高度の下痢が発生する危険性があるが[250]，発生した場合は止痢剤で対応する。

2) 左副肝動脈の損傷

　横隔食道膜ならびに胃横隔間膜を左右方向に切離していくことにより，食道右側の視野展開が可能となるが，困難な症例では，迷走神経肝枝の切離を行わなければならないことがある。この場合に注意しなければならないのは，肝枝に併走する左副肝動脈の存在である。Klinglerらの報告[251]では，左副肝動脈は720例中57例（7.9％）に認められ，17例（29.8％）が視野確保のために切離されている。切離された例のうち2例（11.7％）に一過性の肝機能の異常が出現するが，術後の症状に影響を与えていない。

3) 胃壁の損傷

　食道の露出時，とくに食道周囲炎の高度な例では，組織の境がわかりづらく，食道，胃の損傷に注意しなければならない（図91）。また，粗暴な操作による胃の牽引も，胃壁の損傷の原因となり得る。しかしもっとも重要なことは，損傷を術中に見逃さないことである。とくに全層の損傷では，縫合または自動縫合器を用いて，閉鎖する必要がある。

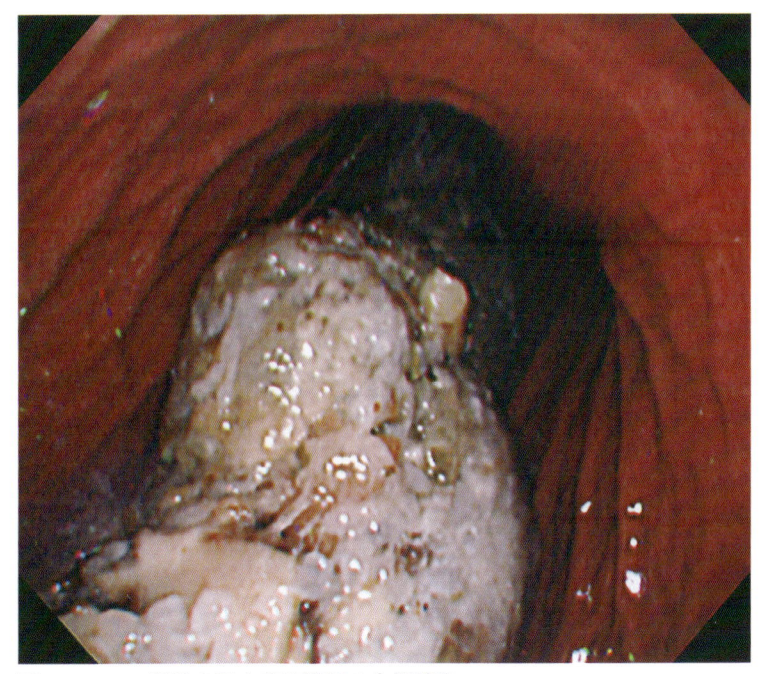

図90. LARS術後の胃内容停滞例の内視鏡像

胃壁の損傷部

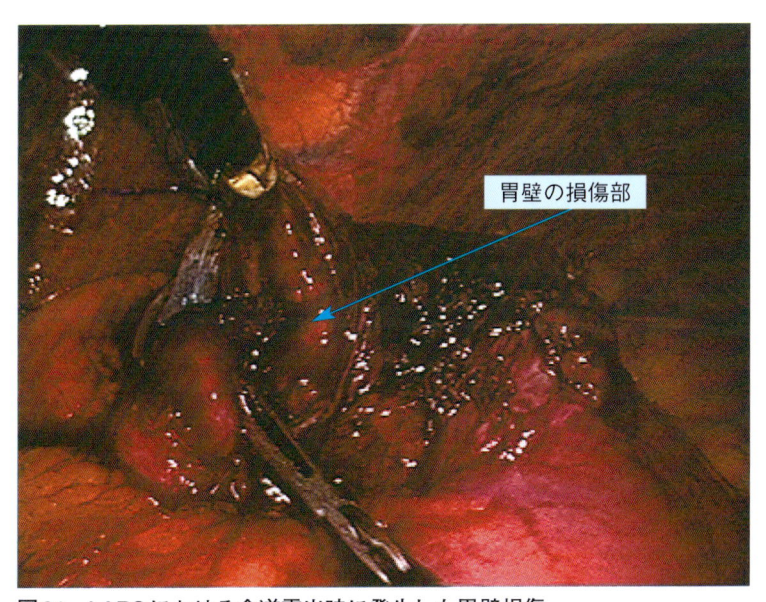

図91. LARSにおける食道露出時に発生した胃壁損傷

4）気　胸

　食道背側のトンネル作成時，ならびに縦隔内の食道を露出する際に，壁側胸膜の損傷，気胸の発生に注意しなければならない[252]。食道周囲炎の高度な例や再手術例では，縦隔内の食道剝離時にも壁側胸膜の損傷が起こりやすい（**図92**）。壁側胸膜の損傷が生じた場合は，麻酔医へ指示して陽圧換気を行うことにより，腹腔鏡下手術を遂行することができることが少なくない．

　むしろ危険なのは，食道背側のトンネル作成時，背側からの鉗子の挿入操作で，気づかないうちに壁側胸膜を損傷して，緊張性気胸が生じる場合である．酸素分圧の低下，気道内圧の上昇，そして気胸側の呼吸音の減弱が生じるが，胸部X線にて確認することができる（**図93**）．用手的陽圧換気により気胸の改善が得られない場合，気胸側に脱気のためのトロッカーやチューブを挿入して，気胸の改善を行わなければならない．その後，腹腔鏡下に手術可能であれば，腹腔鏡下手術を遂行するが，不可能であれば開腹へ変更する．

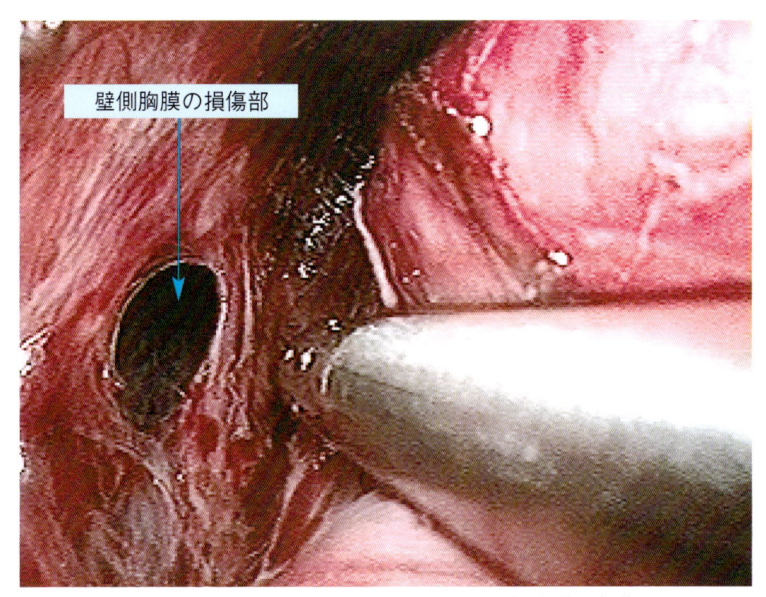

図92. GERD術後の再手術例の術中に発生した壁側胸膜の損傷

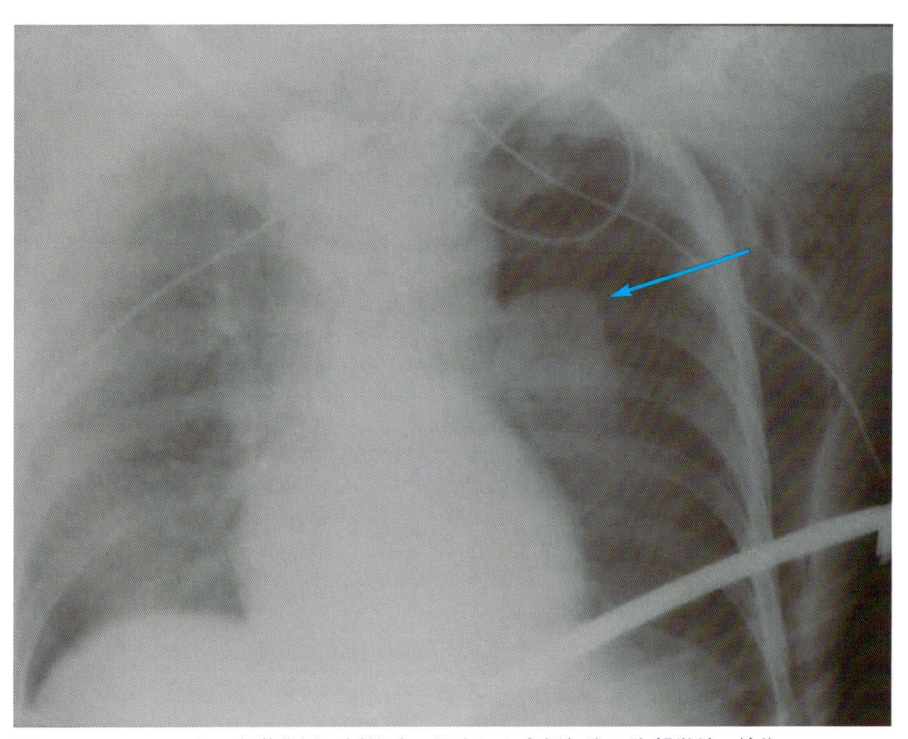

図93. LARSにおける食道背側の剝離時に発生した左側気胸の胸部単純X線像

3．食道粘膜の損傷

　術中の食道穿孔は避けるべき合併症であるが，Heller筋層切開術では7％前後に発生する危険性がある（図94, 95）。前治療として拡張治療が行われていても差はないとの報告[40)42)]もあるが，拡張治療後では発生率が高くなる傾向[41)43)44)45)]にある。粘膜損傷が発生した場合は，腹腔鏡下に吸収糸を用いて縫合することになるが，さらに安全性を確保するためにもDor噴門形成術の意義があると思われる。

　Dor噴門形成術では筋層切開部を確実に覆うようにしているが，万が一の微小粘膜損傷に備えるためでもあり，同時に術後の憩室発生の予防，切開部の癒着の防止も目的となっている。ただし重要なことは，粘膜損傷を術中に見逃さないことである。術中粘膜損傷に対し縫合が行われた場合は，術後に水溶性造影剤の漏れのないことを確認してから食事を始めるようにしているが，大きな損傷でなければ，術後の食事の開始をそれほど遅らせる必要はなく，通常のアカラシア術後の管理と同じにしているが，問題はない。

4．食道裂孔縫縮部の離開

　食道裂孔の縫縮時やNissen法で，calibrationのために食道ブジーを挿入した後で，裂孔縫縮部の離開が生じることがある（図96）。裂孔縫縮が狭かった可能性もあるが，食道裂孔右側部が脆弱であることが原因となることが少なくない。食道裂孔の縫縮時に，右側部の脆弱な例では，右側の組織に針糸を通すとき，筋層だけでなく壁側腹膜も一緒に拾う必要がある。

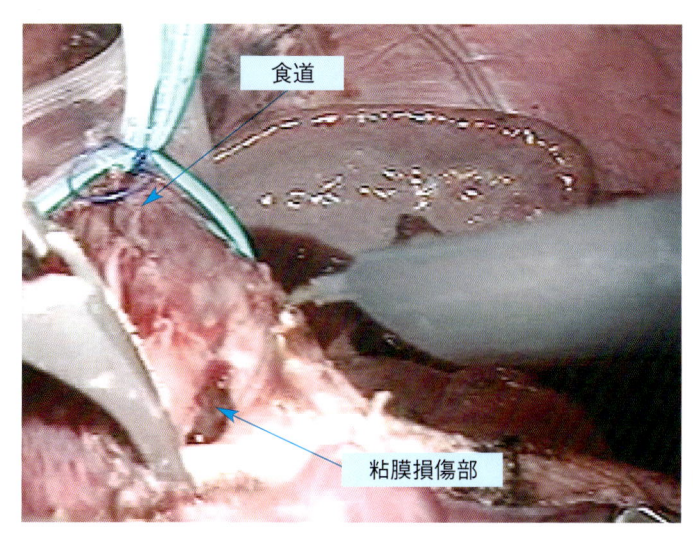

Ⅲ．トラブルシューティング　　91

図94．Heller筋層切開時に発生した食道下端部の粘膜損傷

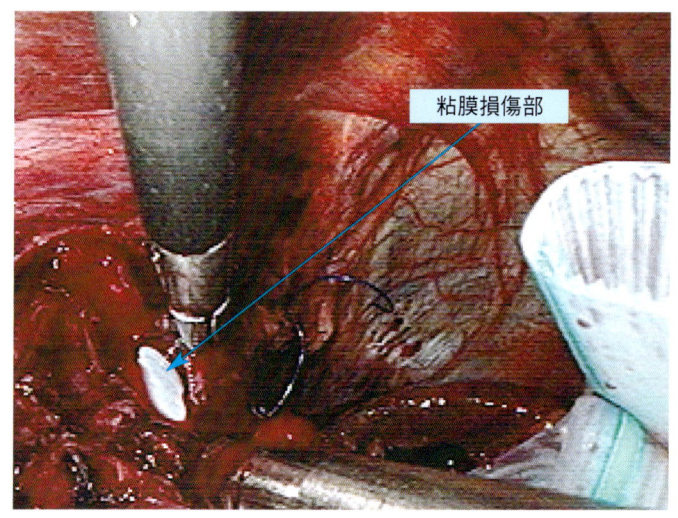

図95．Heller筋層切開時に発生した食道粘膜の損傷

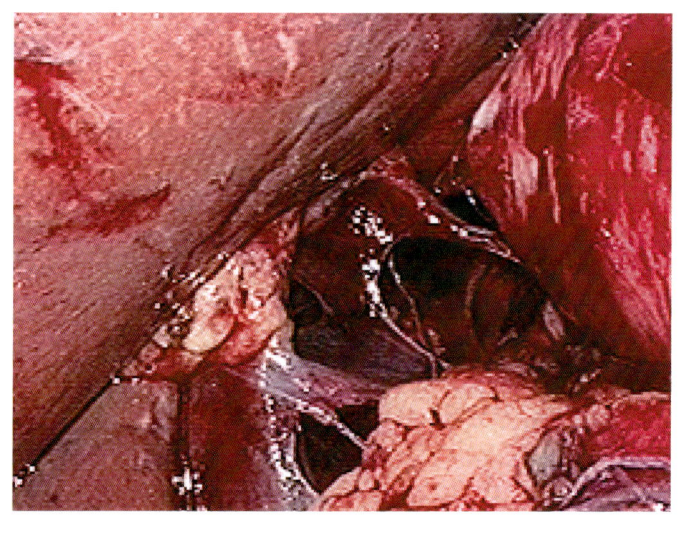

図96．Nissen法の噴門形成終了時にみられた食道裂孔縫縮部の離開

一方，離開が生じた場合には，再度縫合を行わなければならない。組織が脆弱である場合は，メッシュによる補強を行う必要性も出てくる。食道裂孔の縫縮におけるメッシュの補強の手技は，食道裂孔を全周性に補強する方法[280]（**図97a, b**）と縫縮部のみを補強する方法[238]（**図97c**）が報告されているが，前者の方法のほうが確実である。

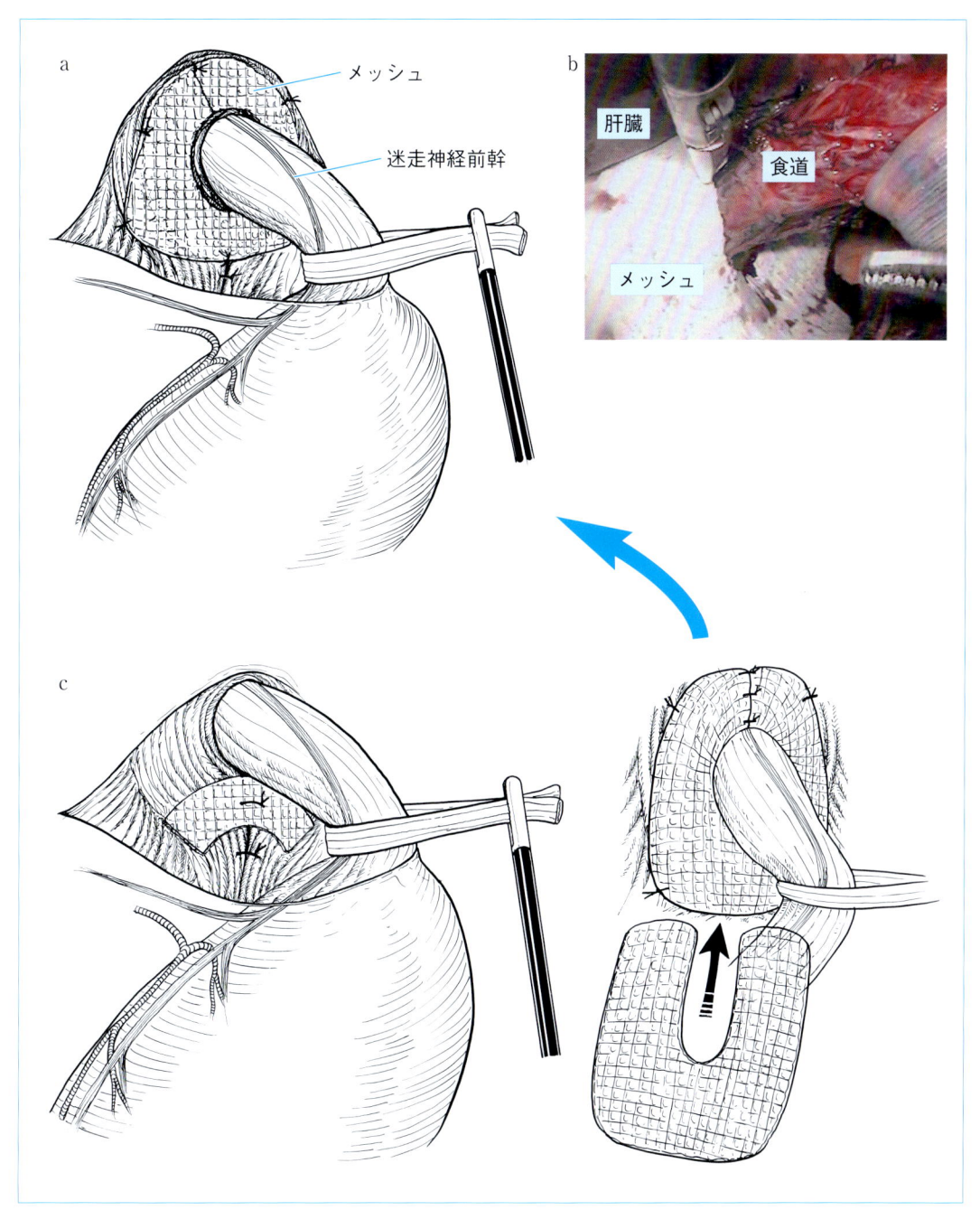

Ⅲ．トラブルシューティング　　93

図97．食道裂孔縫縮部のメッシュによる補強手技

Ⅳ. 術後合併症と対策

Ⅳ．術後合併症と対策

1．食道アカラシア

　腹腔鏡下 Heller-Dor 法では，術中に粘膜損傷がない場合，手術翌日に水分摂取を開始し，第2日目に食事を開始している。術後4日前後で退院にもっていくことができるので，クリニカルパスも組みやすい。通過障害による症状は劇的に改善するが，胸痛は残存することがある。また，術前にはなくても，術後に胸痛が出現することがあるので，この点は術前に説明する必要がある。持続するものではないが，食事などには関係なく，突然出現することが特徴である。温かい水を摂らせると消失しやすい。

　粘膜損傷や術後に愁訴が残存する場合を除き，術直後の消化管造影検査や内視鏡検査は必須ではないが，3～6カ月後に行うようにしている。上部消化管造影検査では，術前に食道の拡張と食道下端部における造影剤の途絶がみられるが（図98a），術後では，造影剤が食道から急速に排出されるようになり，さらに食道拡張径の減少が得られる（図98b）。また，術後の内視鏡検査では食道内の残渣は消失し，胃内における反転像において，噴門部に噴門形成術による巻き付け像がみられるようになる（図99）。

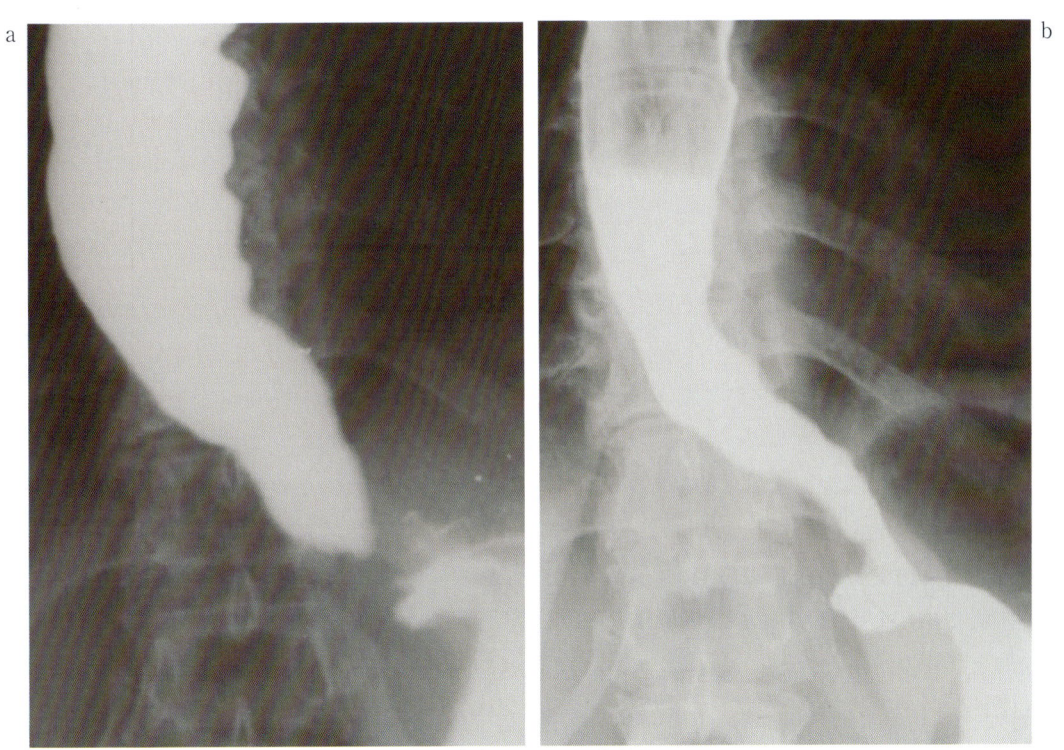

図98. 食道アカラシアの術前（a）と術後（b）の消化管造影像

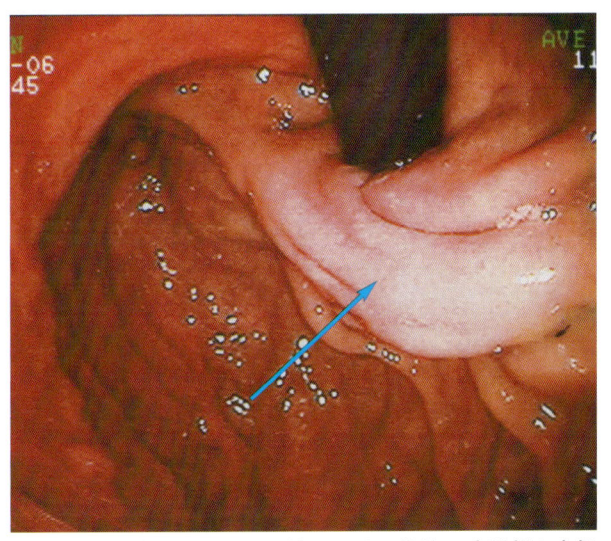

図99. 腹腔鏡下Heller-Dor法における術後の噴門部の内視鏡像

90%近くで通過障害の改善が期待できる治療であるが，術後の経過のなかでは問題となる症例も出てくる。GERDの外科治療も同じであるが，下部食道から噴門部機能に影響を与える術式では，術後において①通過障害と②逆流が問題となる。通過障害の改善を目的とする治療であるが，再発，すなわち通過障害の原因としては，筋層切開が不十分であること（図100a）や食道の蛇行（図100b）が重要となっている[253]。

　治療成績は手術手技の完成度と術前の重症度が関係しているが，術後の上部消化管造影による食道径の減少不良例で再発の危険性が高くなる。そして，術後の通過障害に対しては拡張治療が第一選択となる。Zaninottoらの報告[191]では，腹腔鏡下Heller-Dor法142例の追跡5年後でも90%近い効果があるが，拡張治療を追加することにより，有効率は98%まで上がっている。

　Heller筋層切開術後における拡張治療は，穿孔の危険性は少ないが，非手術例よりも効果が劣るとの報告も認められている[192]。Heller筋層切開術自体の長期経過では，嚥下困難の愁訴が増加すると報告されているが[254)~256)]，これらの愁訴の発生には体部運動障害や食事摂取量・速度が関係している。問題は下部食道噴門の通過障害の改善の得られていない例で，拡張治療に抵抗性を示す場合には筋層切開の不良が考えられ（図100a），再手術の適応を考慮しなければならない。筋層切開不良部に対し，再度筋層切開を行うことになるが[257]，腹腔鏡下のHeller-Dor法の報告[258]も認められるようになってきている。しかし，食道上部の蛇行が進んで通過障害が生じている重症例（図100b）の再手術では，食道切除が必要となる[259]。

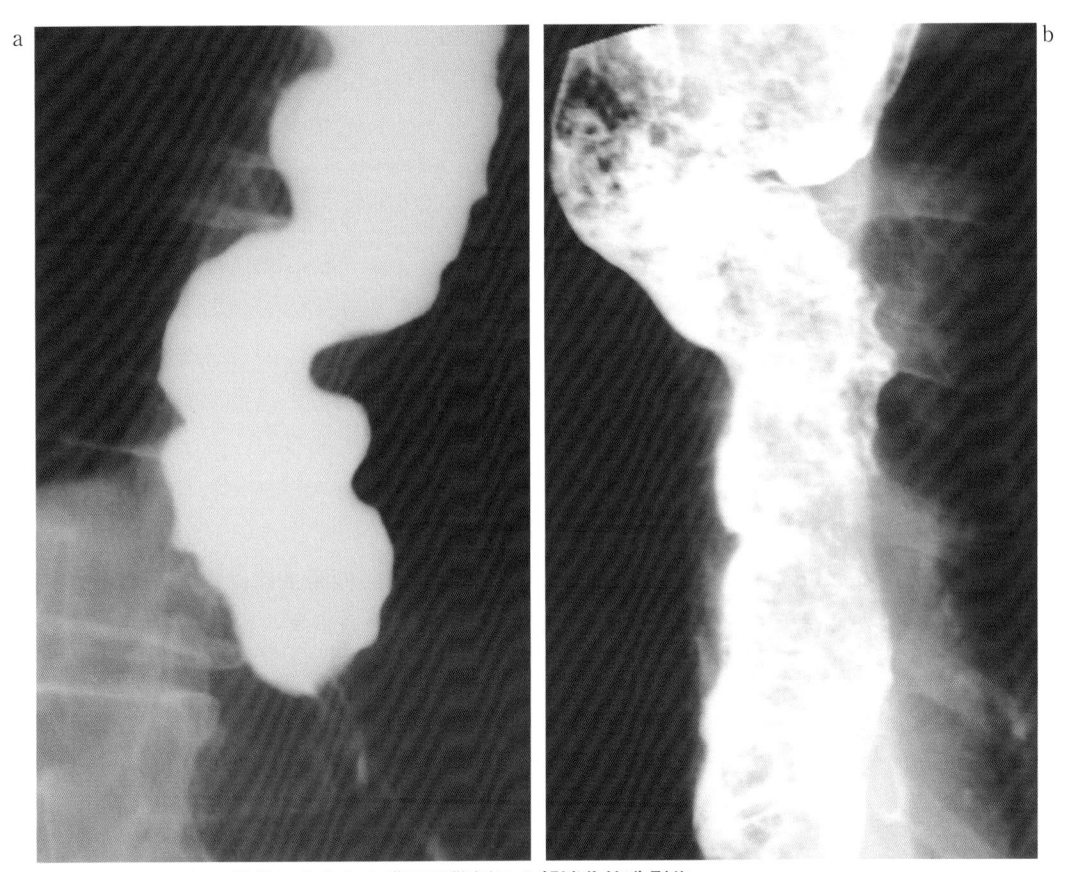

図100. アカラシア術後にみられた嚥下困難例の上部消化管造影像
a：筋層切開の不十分例，b：食道の蛇行例

Heller筋層切開術に対する噴門形成術の付加は逆流防止が主たる目的であるが，5.7〜10％にGERDの発生がみられている。酸逆流に関してはPPIという有用な治療法が存在するために，軽症例ではコントロール可能である。しかし，食道アカラシアでは食道のクリアランス能が低下しているために，逆流が生じると食道炎が重症化しやすい（図101）。逆流が高度になると薬剤だけではコントロールが困難となり，狭窄などの合併症を伴ってくる[260]。とくに食道裂孔ヘルニアの発生を伴った場合は（図102），GERDや通過障害が起こりやすく重症化しやすいので，その場合には再手術の適応を判断しなければならない。

　機能的疾患であるアカラシアは，その長期経過では癌発生という形態異常を伴うことが知られている。食道アカラシアにおける扁平上皮癌の発生頻度は，食道疾患のない症例の14.5倍といわれている[194]。Liuらの直視下手術の平均14年の追跡において，1.7％に食道癌の発生がみられている[50]。一方，逆流に関連してBarrett食道の発生も問題となるが，食道アカラシア症例に出現するBarrett食道の73％は筋層切開術後に認められており，食道アカラシアに伴うBarrett食道の20％に腺癌の発生が認められている[261]。そのため，術後においても，定期的に年1回は上部消化管造影検査ならびに内視鏡検査によるフォローが必要である。

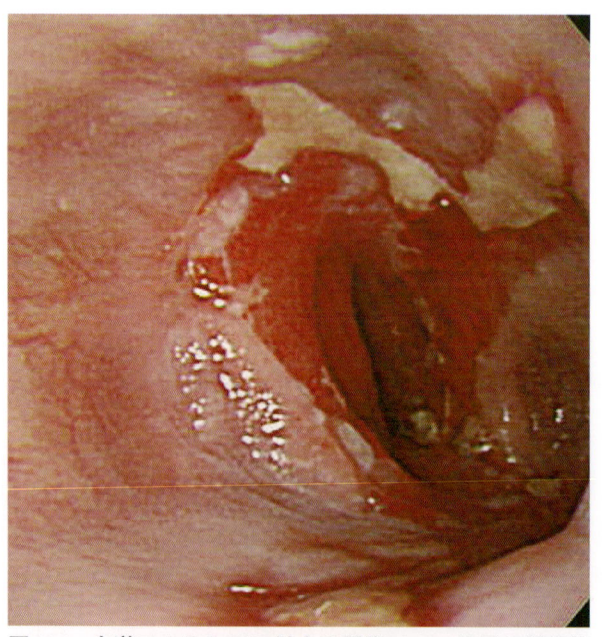

図101．食道アカラシアに対する開腹Heller筋層切開術術後の食道炎の内視鏡像

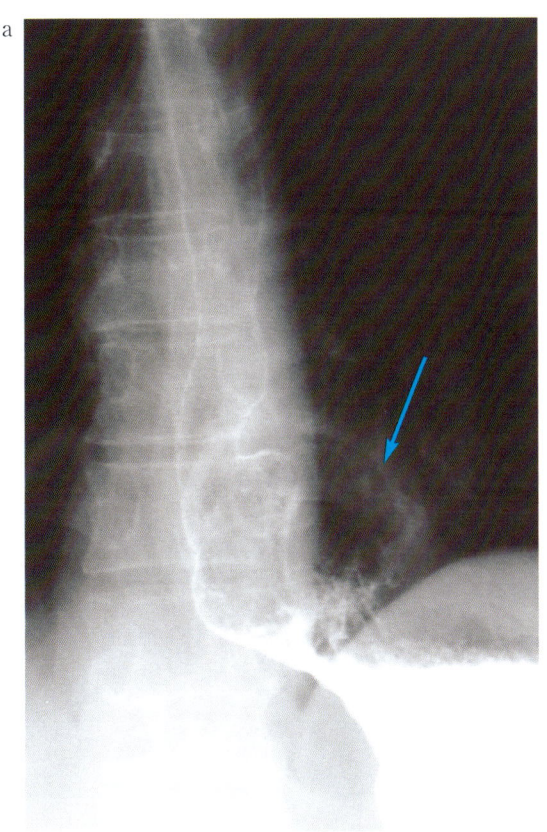

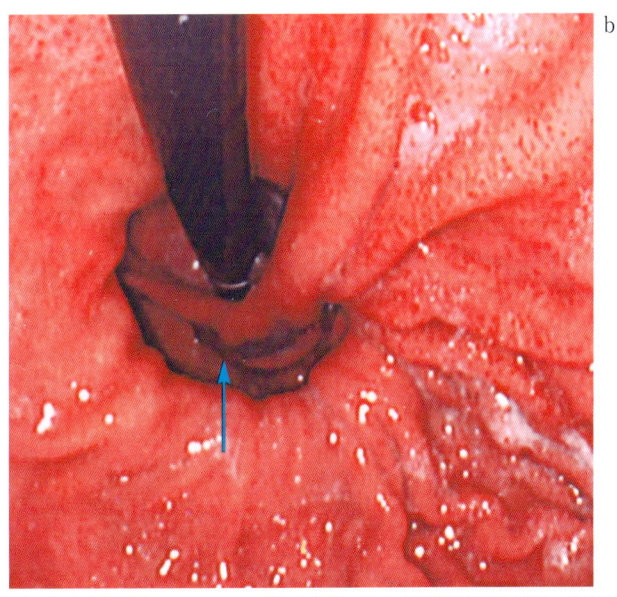

図102. 腹腔鏡下Heller-Dor法術後にみられた食道裂孔ヘルニア（混合型）の上部消化管造影像（a）と内視鏡像（b）

2．GERD・食道裂孔ヘルニア

　本治療は安全性の高い治療であるが，まれに重篤な合併症がみられる。急性の傍食道裂孔ヘルニア，重度の嚥下困難，気胸，血管損傷[262]，消化管穿孔[263] である。その他のまれな合併症としては，ヘルニアが起こり左胸腔への穿孔[264]，Nissen 法の術後で slipped Nissen により心外膜腔と wrap の瘻孔形成[265]，術後の乳糜腹水例[266]，上腸間膜静脈血栓症例[267)268]，難治性の吃逆例[269]，胃潰瘍[270] の報告が認められている。

　術後翌日より水分摂取を開始し，第 2 日目の，三分粥より，一食上がりで食事を全粥まで上げるようにしている。逆流に関する症状は健常者に近づくが，嚥下困難や腹部膨満，放屁などの症状がみられる[271)272]。嚥下困難は，術直後より術後 2〜3 週目ごろに強くなることも少なくないが，多くは時間経過とともに改善する[273]。

　とくに食事をゆっくり，よく噛んで食べるように指導する。術後早期に固形物を飲み込んだりすると，食物塊が食道下端に残り，嚥下困難を訴えることがある（図 103）。食物がつかえた場合，あわてて水を摂ると胸痛などの症状が増強するので，そのような場合は，しばらく食事や水分を摂らないで安静にすることを指導している。通過が改善しない場合は嘔吐するしかないが，術後の頻回の嘔吐は術後ヘルニア再発の要因となっているので注意しなければならない。通常は，安静にしていると落ち着いてくる。

　嚥下困難の増強や GERD 再発などの症状がなければ，術後半年〜1 年で上部消化管造影検査と上部内視鏡検査を，さらに症例によっては 24 時間 pH モニタリング検査を行っている。上部消化管造影検査では食道裂孔ヘルニアは修復され，腹部食道が確保されている（図 104a）。さらに，仰臥位において，逆流が認められなくなる（図 104b）。内視鏡像も，通常は食道炎ならびに食道裂孔ヘルニアが消失し，反転像において，噴門形成術に伴う巻き付け像がみられる（図 105a：Nissen 法，図 105b：Toupet 法）。

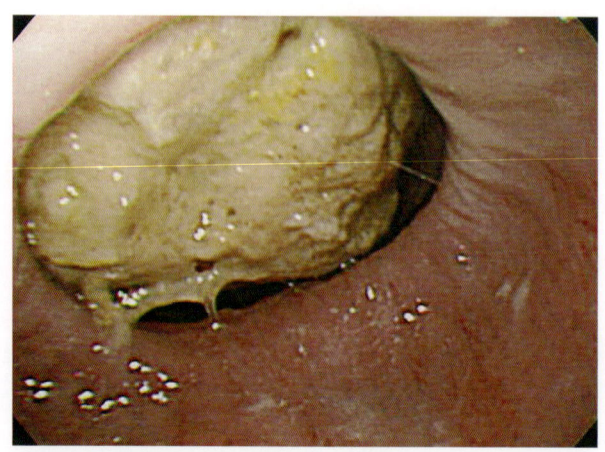

図 103．腹腔鏡下 Collis-Nissen 法術後にみられた嚥下困難例の食物塊の内視鏡像

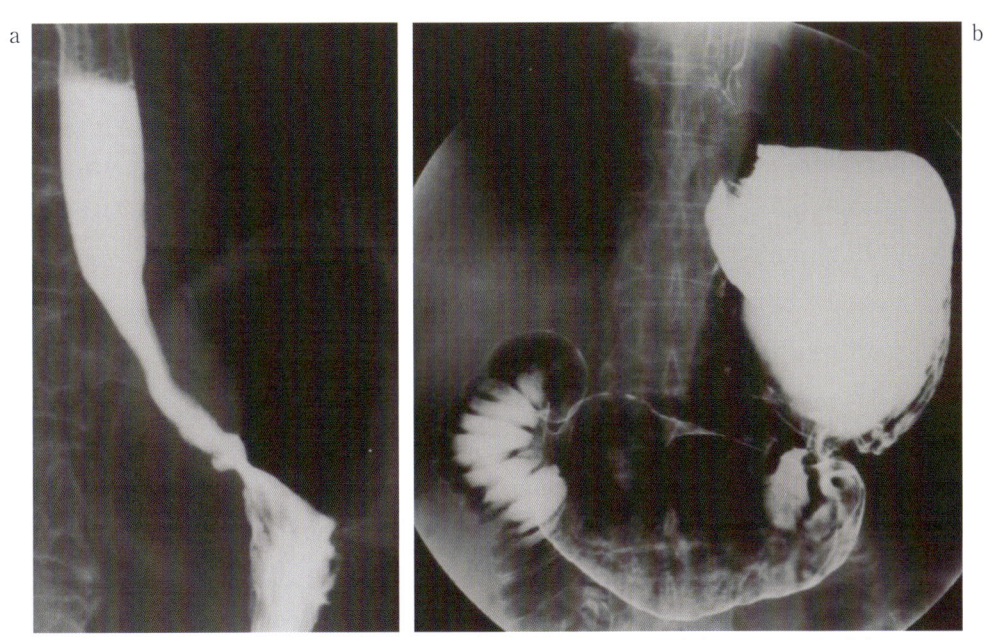

図104. LARS術後（Nissen法）の上部消化管造影検査の立位像（a）と仰臥位像（b）

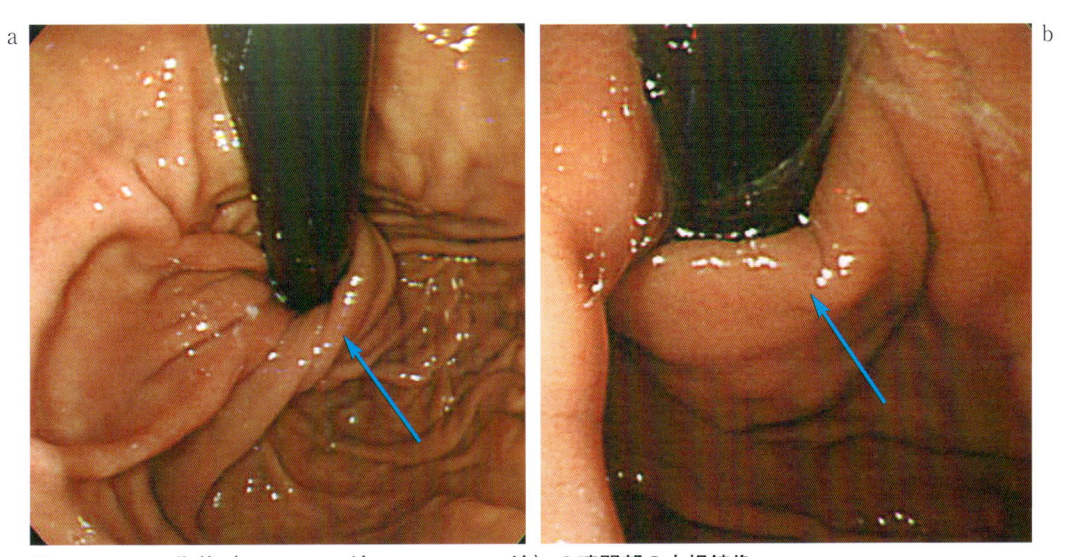

図105. LARS術後（a：Nissen法，b：Toupet法）の噴門部の内視鏡像

LARSは長期にわたり，QOLの高い治療であるが[274]，術後の満足度とpHモニタリング検査には弱い相関しかなく，内視鏡検査やpHモニタリング検査による客観的評価が必要である[275]。

　90％近くの症例で術後に症状が消失し，満足度も高いが，一部の症例で再手術が必要となり，再手術率は0.8～4.8％の値が報告[208)～212)215)216)]されている。再手術の適応は，高度なGERDの再発，傍食道裂孔ヘルニア，嚥下困難である[208)215)216)275)～277)]。

　再発は術後早期に出現するが[278]，再発の原因は噴門形成部の離開，食道裂孔縫縮部の離開，噴門形成部の縦隔内への迷入（傍食道型ヘルニア）（**図106**），噴門形成部の位置の間違いやずれ（slipped Nissen）（**図107**），そして食道裂孔ヘルニアの再発である[211)275)～277)279)]。GERD再発の重症例はヘルニア再発を伴うことが多く，食道裂孔ヘルニアの修復を含め，再手術時に食道裂孔の縫縮が重要となるが，メッシュによる補強が行われている[280]。また，再手術となる要因として，短食道も指摘されており，Collis胃形成術＋噴門形成術の選択も行われている[281]。

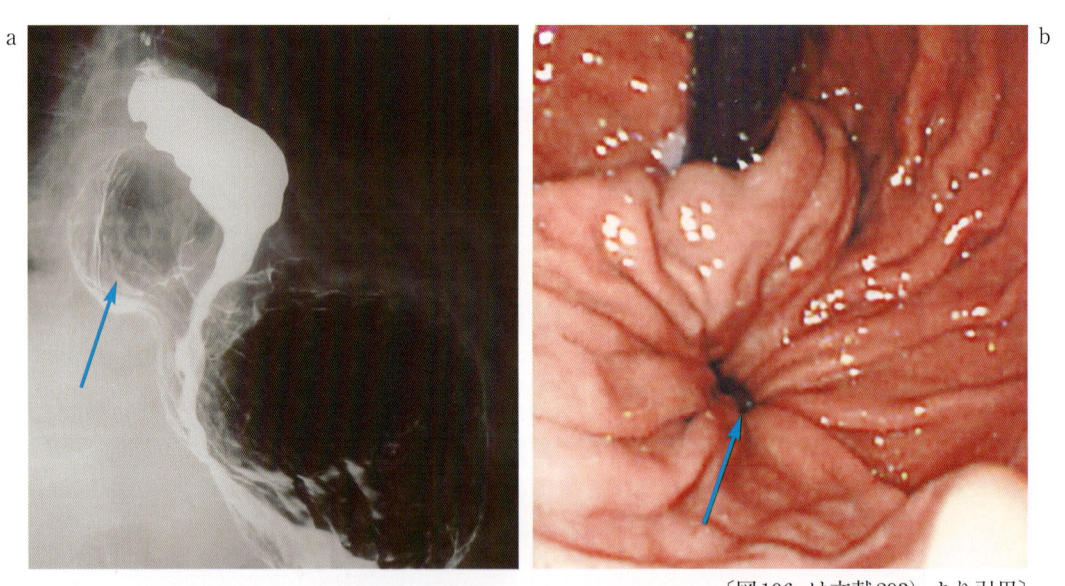

〔図106aは文献293）より引用〕

図106．巨大食道裂孔ヘルニアに対する腹腔鏡下修復（＋Toupet噴門形成術）術後にみられた傍食道型の食道裂孔ヘルニアの上部消化管造影像（a）と内視鏡像（b）

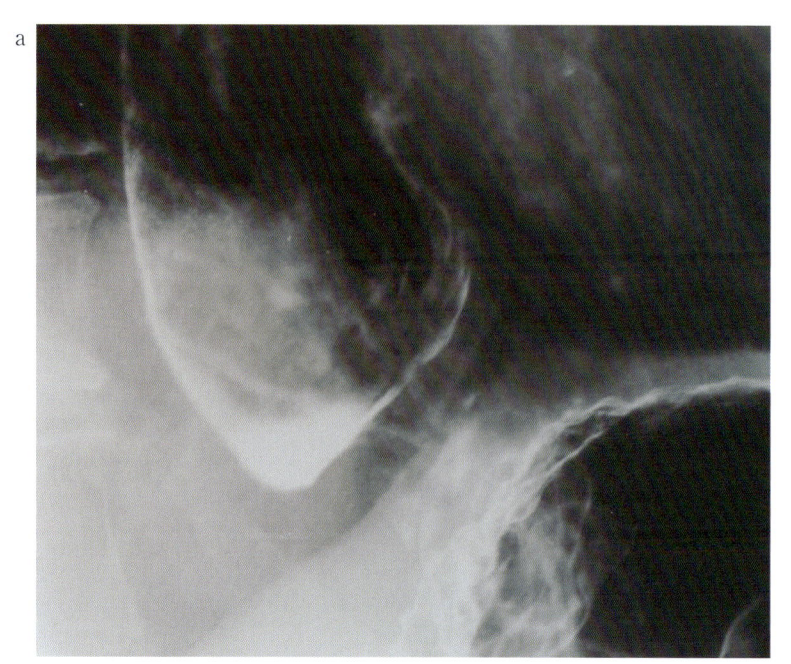

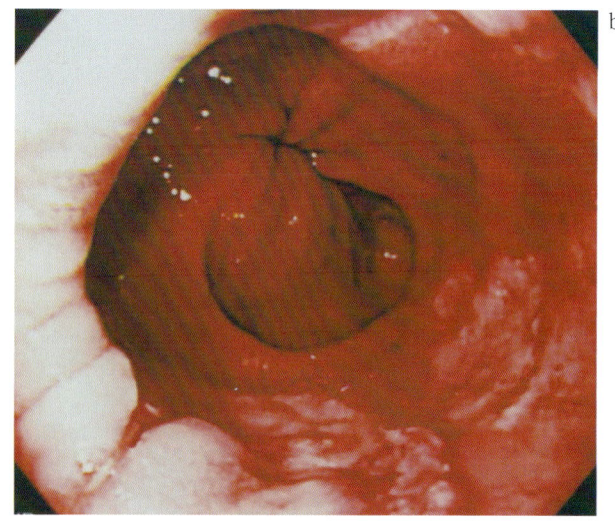

図107. 開腹下Nissen噴門形成術後にみられたslipped Nissen例の上部消化管造影像（a）と内視鏡像（b）

一方，嚥下困難（**図108**）の原因としては，噴門形成部の締めすぎや長すぎ[273]，食道裂孔縫縮時の締めすぎ，原因不明の運動障害，食道裂孔周囲，とくに右側の線維化，そして胃穹窿部の授動不良があげられている[282]。

　再手術も腹腔鏡下手術が行われるようになってきているが，その遂行率は86.5〜97.5%の値が報告[283〜285]されている。ただし，Barrett食道合併例や潰瘍や狭窄合併例の再手術では，減酸（選択的胃迷走神経切離術＋胃半切除）と胆汁分離手術（Roux-Y再建）の選択を推奨する報告もある[286]。

　ところで，Barrett食道を伴う例では，長期の内視鏡的観察が必要となるが，Csendesらの長期観察では10.5%に異型上皮が認められており，2.5%に腺癌が発生している[287]。異型上皮の出現は逆流防止不良例に認められやすいので，Barrett食道に対する手術例では術後にpHモニタリング検査による評価を行い，逆流防止不良例では，症状の有無にかかわらず，PPI投与を行う必要がある。

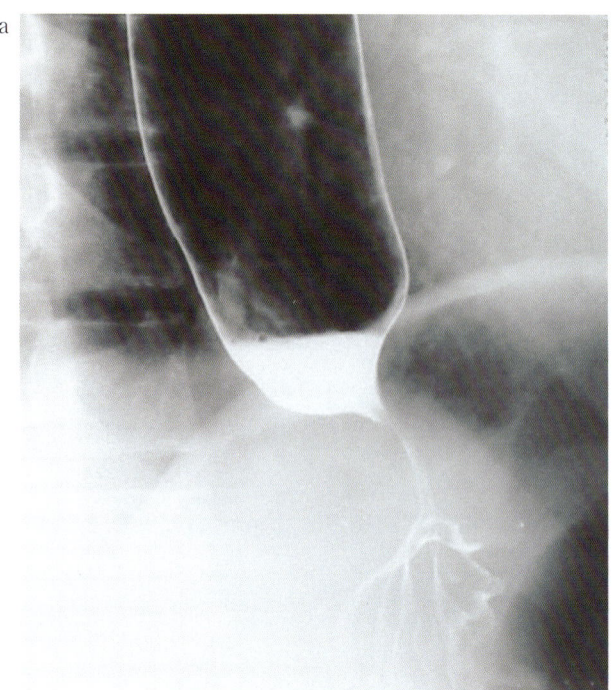

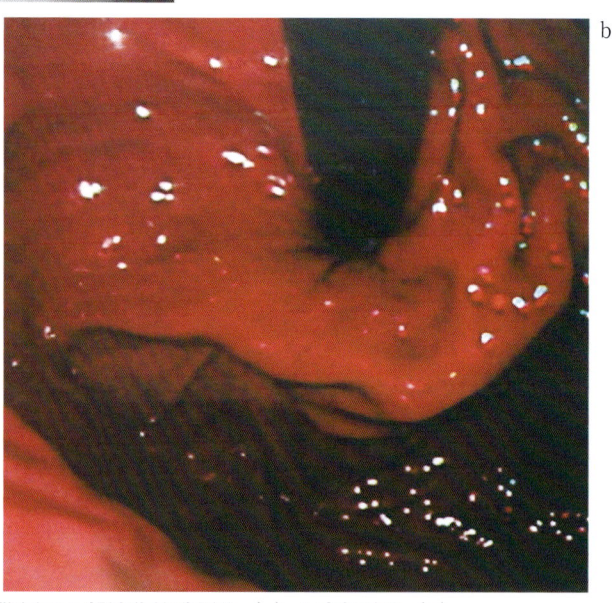

図108. LARS（Nissen法）術後の嚥下困難例の上部消化管造影像（a）と内視鏡像（b）

おわりに

　食道アカラシア，GERD・食道裂孔ヘルニアに対する腹腔鏡下手術は，外科治療がもつ高い治療効果を生かし，低侵襲性により，手術例が増加してきている。しかし腹腔鏡下手術は，従来の開腹手術に比べ手技の難易度は高くなる。この領域の腹腔鏡下手術では，症例数の豊富な施設の治療成績が必ずしも良好ではないことが報告されているが[288]，治療成績に術者の経験が影響を与えることは常に指摘されている点である[289,290]。食道アカラシア，GERD・食道裂孔ヘルニアに対する腹腔鏡下手術は，20例の指導を受けることが指摘されているが[291,292]，適切な手技に習熟することにより，より高い安全性と治療成績を期待することができる。

文　献

1) Heller E：Extramukose Kardioplastik eim Chronischen Kardiospasm mit Dilation des Oesophagus. Mitteilungen aus der Grenzgebiete der Medizin und Chirugie　27：141～145, 1913.
2) Zaaijer JH：Cardiospasm in the aged. Ann Surg　77：615～617, 1923.
3) Nissen R：Gastropexy and 'fundoplication' in surgical treatment of hiatal hernia. Am J Dig Dis　6：954～961, 1961.
4) Toupet A：Technique d'oesophago-gastroplastie avec phrènogastropexie appliqueè dans la cure raicale des hernies hiatales et comme complèment de l'operation de Heller dans les cardiospasmes. Mem Acad Chir　89：394～399, 1963.
5) Dor MM, et al：L'interet de la technique de Nissen modifee dans la prevention du reflux apre cardiomyotomie extra-muqueuse de Heller. Memories de l'Academie de chirugie de Paris　27：877～882, 1962.
6) Shimi S, et al：Laparoscopic cardiomyotomy for achalasia. J Royal Col Surg Edin　36：152～154, 1991.
7) Geagea T：Laparoscopic Nissen's fundoplication：Preliminary report on ten cases. Surg Endosc　5：170～173, 1991.
8) Dallemagne B, et al：Laparoscopic Nissen fundoplication：Preliminary report. Surg Laparosc Endosc　1：138～143, 1991.
9) Csendes A, et al：Gastroesophageal sphincter pressure and histological changes in distal esophagus in patients with achalasia of the esophagus. Dig Dis Sci　30：941～945, 1985.
10) 田久保海誉, 他：食道アカラシア1. 病理学的問題点. 外科　65：497～501, 2003.
11) Blam ME, et al：Achalasia：A disease of varied and subtle symptoms that do not correlate with radiographic findings. Am J Gastroenterol　97：1916～1923, 2002.
12) Bloomston M, et al：Videoscopic Heller myotomy with intraoperative endoscopy promotes optimal outcomes. JSLS　6：133～138, 2002.
13) Perretta S, et al：Achalasia and chest pain：Effect of laparoscopic Heller myotomy. J Gastrointest Surg　7：595～598, 2003.
14) Clouse RE, et al：Achalasia in the elderly：Effect of aging on clinical presentation and outcome. Dig Dis Sci　36：225～228, 1991.
15) 志々田一宏, 他：心因により増悪し, 当初心因性嘔吐と考えられた食道アカラシアの一症例. 精神科治療学　18：1321～1324, 2003.
16) 日高帯刀, 他：手術後に食道アカラシアが判明した患者の麻酔経験. 日臨麻会誌　21：49～52, 2001.
17) Sonnenberg A, et al：Epidemiology of hospitalization for achalasia in the United States. Dig Dis Sci　38：233～244, 1993.
18) 柏木秀幸, 他：アカラシア, びまん性食道痙攣と機能検査. 消化器内視鏡　17：1046～1052, 2005.
19) 鈴村潔, 他：アカラシアとの鑑別が困難であった下部食道固有腺癌の1例. 日臨外会誌　62：1872～1877, 2001.
20) 浜本哲郎, 他：食道表在癌を合併したvigorous achalasiaの1例. 日消誌　101：983～988, 2004.
21) 佐伯威男, 他：食道アカラシア；食道アカラシアに合併した広範囲0-IIc型食道癌の1例. 胃と腸　35：1293～1297, 2000.
22) 小山恒男, 他：食道アカラシア；アカラシアに合併した食道多発早期癌の1例. 胃と腸　35：1281～1285, 2000.
23) 食道疾患研究会編：食道アカラシア取扱い規約, 金原出版, 東京, 1983.
24) 草野元康, 他：食道運動機能とアカラシア関連疾患. 日消誌　100：1085～1105, 2003.
25) Amaravadi R, et al：Achalasia with complete relaxation of lower esophageal sphincter：Radiographic-manometric correlation. Radiology　235：886～891, 2005.
26) Felix VN, et al：Achalasia：A prospective study comparing the results of dilatation and myotomy. Hepatogastroenterology　45 (19)：97～108, 1998.
27) Boztas G, et al：Pneumatic balloon dilatation in primary achalasia：The long-term follow-up results. Hepatogastroenterology　52 (62)：475～480, 2005.
28) Karamanolis G, et al：Long-term outcome of pneumatic dilation in the treatment of acha-

lasia. Am J Gastroenterol 100：270〜274, 2005.
29) Vela MF, et al：Complexities of managing achalasia at a tertiary referral center：Use of pneumatic dilatation, Heller myotomy, and botulinum toxin injection. Am J Gastroenterol 99：1029〜1036, 2004.
30) Hunt DR, et al：Management of esophageal perforation after pneumatic dilation for achalasia. J Gastrointest Surg 4：411〜415, 2000.
31) Dobrucali A, et al：Long-term results of graded pneumatic dilatation under endoscopic guidance in patients with primary esophageal achalasia. World J Gastroenterol 10：3322〜3327, 2004.
32) Chan KC, et al：Short-term and long-term results of endoscopic balloon dilation for achalasia：12 years' experience. Endoscopy 36：690〜694, 2004.
33) Eckardt VF, et al：Predictor of outcome in patients with achalasia treated by pneumatic dilation. Gastroenterology 103：1732〜1738, 1992.
34) Gockel I, et al：Heller myotomy for failed pneumatic dilation in achalasia：How effective is it? Ann Surg 239：371〜377, 2004.
35) Farhoomand K, et al：Predictors of outcome of pneumatic dilation in achalasia. Clin Gastroenterol Hepatol 2：389〜394, 2004.
36) Pasrcha PJ, et al：Botulinum toxin for achalasia：Long-term outcome and predictors of response. Gastroenterology 110：1410〜1415, 1996.
37) Zaninotto G, et al：Randomized controlled trial of botulinum toxin versus laparoscopic Heller myotomy for esophageal achalasia. Ann Surg 239：364〜370, 2004.
38) Martinek J, et al：Treatment of patients with achalasia with botulinum toxin：A multicenter prospective cohort study. Dis Esophagus 16：204〜209, 2003.
39) Bloomston M, et al：Preoperative intervention does not affect esophageal muscle histology or patient outcomes in patients undergoing laparoscopic Heller myotomy. J Gastrointest Surg 7：181〜188, 2003.
40) Dolan K, et al：Does pneumatic dilatation affect the outcome of laparoscopic cardiomyotomy? Surg Endosc 16：84〜87, 2002.
41) Morino M, et al：Preoperative pneumatic dilatation represents a risk factor for laparoscopic Heller myotomy. Surg Endosc 11：359〜361, 1997.
42) Rakita S, et al：Esophagotomy during laparoscopic Heller myotomy cannot be predicted by preoperative therapies and does not influence long-term outcome. J Gastrointest Surg 9：159〜164, 2005.
43) Raftopoulos Y, et al：Factors affecting quality of life after minimally invasive Heller myotomy for achalasia. J Gastrointest Surg 8：233〜239, 2004.
44) Bloomston M, et al：Videoscopic Heller myotomy as first-line therapy for severe achalasia. Am Surg 67：1105〜1109, 2001.
45) Peillon C, et al：Achalasia：The case for primary laparoscopic treatment. Surg Laparosc Endosc Percutan Tech 11 (2)：71〜75, 2001.
46) Douard R, et al：Functional results after laparoscopic Heller myotomy for achalasia：A comparative study to open surgery. Surgery 136：16〜24, 2004.
47) Anselmino M, et al：One-year follow-up after laparoscopic Heller-Dor operation for esophageal achalasia. Surg Endosc 11：3〜7, 1997.
48) Patti MG, et al：Minimally invasive surgery for achalasia：An 8-year experience with 168 patients. Ann Surg 230：587〜594, 1999.
49) Khajanchee YS, et al：Laparoscopic Heller myotomy with Toupet fundoplication：Outcomes predictors in 121 consecutive patients. Arch Surg 140：827〜833, 2005.
50) Liu JF, et al：Long-term outcome of esophageal myotomy for achalasia. World J Gastroenterol 10：287〜291, 2004.
51) Fernandez AF, et al：Six years of experience in laparoscopic surgery of esophageal achalasia. Surg Endosc 17：153〜156, 2003.
52) Zaninotto G, et al：Minimally invasive surgery for esophageal achalasia. J Laparoendosc Adv Surg Tech A 11：351〜359, 2001.
53) Ramacciato G, et al：The laparoscopic approach with antireflux surgery is superior to the thoracoscopic approach for the treatment of esophageal achalasia：Experience of a

single surgical unit. Surg Endosc 16：1431〜1437, 2002.
54）Harold KL, et al：Surgical treatment of achalasia in the 21st century. South Med J 97：7〜10, 2004.
55）柏木秀幸, 他：アカラシアに対する腹腔鏡下手術. 臨床外科 60：1525〜1533, 2005.
56）Kesler KA, et al：Thoracoscopy-assisted Heller myotomy for the treatment of achalasia：Results of a minimally invasive technique. Ann Thorac Surg 77：385〜391, 2004.
57）Ramacciato G, et al：Minimally invasive surgical treatment of esophageal achalasia. JSLS 7：219〜225, 2003.
58）Pechlivanides G, et al：Laparoscopic Heller cardiomyotomy and Dor fundoplication for esophageal achalasia：Possible factors predicting outcome. Arch Surg 136：1240〜1243, 2001.
59）田中和彦, 他：腹腔鏡下食道アカラシア手術の問題点；特に食道造影, 内圧所見よりの適応. 日気管食道会報 48：340〜345, 1997.
60）Rosemurgy A, et al：Laparoscopic Heller myotomy provides durable relief from achalasia and salvages failures after botox or dilation. Ann Surg 241：725〜733, 2005.
61）Devaney EJ, et al：Esophagectomy for achalasia：Patient selection and clinical experience. Ann Thorac Surg 72：854〜858, 2001.
62）Gockel I, et al：Subtotal esophageal resection in motility disorders of the esophagus. Dig Dis 22：396〜401, 2004.
63）Mineo TC, et al：Long-term outcome of Heller myotomy in achalasic sigmoid esophagus. J Thorac Cardiovasc Surg 128：402〜407, 2004.
64）Ota M, et al：Esophagus-preserving surgery for advanced end-stage achalasia. Esophagus 1：127〜130, 2004.
65）山本聡, 他：Grade II, IIIのアカラシアに対する胸腔鏡下手術. 日気管食道会報 55：423〜426, 2004.
66）Tedesco P, et al：Cause and treatment of epiphrenic diverticula. Am J Surg 190：891〜894, 2005.
67）Klaus A, et al：Management of epiphrenic diverticula. J Gastrointest Surg 7：906〜911, 2003.
68）Nehra D, et al：Physiologic basis for the treatment of epiphrenic diverticulum. Ann Surg 235：346〜354, 2002.
69）Avtan L, et al：Laparoscopic myotomy for oesophageal achalasia：Adding an antireflux procedure is not always necessary. Int J Clin Pract 59：35〜38, 2005.
70）Dempsey DT, et al：Laparoscopic esophagomyotomy for achalasia：Does anterior hemifundoplication affect clinical outcome? Ann Surg 239：779〜784, 2004.
71）Lyass S, et al：Current status of an antireflux procedure in laparoscopic Heller myotomy. Surg Endosc 17：554〜558, 2003.
72）Richards WO, et al：Heller myotomy versus Heller myotomy with Dor fundoplication for achalasia：A prospective randomized double-blind clinical trial. Ann Surg 240：405〜412, 2004.
73）Swanstrom LL, et al：Laparoscopic esophagomyotomy for achalasia. Surg Endosc 9：286〜290, 1995.
74）Patti MG, et al：Impact of minimally invasive surgery on the treatment of esophageal achalasia：A decade of change. J Am Coll Surg 196：698〜703, 2003.
75）Finley RJ, et al：Laparoscopic Heller myotomy improves esophageal emptying and the symptoms of achalasia. Arch Surg 136：892〜896, 2001.
76）Vogt D, et al：Successful treatment of esophageal achalasia with laparoscopic Heller myotomy and Toupet fundoplication. Am J Surg 174：709〜714, 1997.
77）大田耕司, 他：食道アカラシアに対する腹腔鏡下手術の有用性の検討. 日外科系連会誌 30：134〜138, 2005.
78）川辺昭浩, 他：食道アカラシアに対する腹腔鏡下手術（Heller-Dor手術）. 臨床外科 53：1493〜1497, 1998.
79）小澤壯治, 他：食道アカラシアに対する腹腔鏡下Jekler & Lhotka法. 消化器科 21：509〜514, 1995.
80）平能康充, 他：腹腔鏡下Heller-Toupet手術を施行した食道アカラシアの5例の検討. 手術

59：1349〜1352, 2005.
81) Rossetti G, et al：A total fundoplication is not an obstacle to esophageal emptying after Heller myotomy for achalasia：Results of a long-term follow up. Ann Surg 241：614〜621, 2005.
82) Frantzides CT, et al：Minimally invasive surgery for achalasia：A 10-year experience. J Gastrointest Surg 8：18〜23, 2004.
83) Falkenback D, et al：Heller's esophagomyotomy with or without a 360 degrees floppy Nissen fundoplication for achalasia：Long-term results from a prospective randomized study. Dis Esophagus 16：284〜290, 2003.
84) Ramacciato G, et al：Laparoscopic Heller myotomy with or without partial fundoplication：A matter of debate. World J Gastroenterol 11：1558〜1561, 2005.
85) Arain MA, et al：Preoperative lower esophageal sphincter pressure affects outcome of laparoscopic esophageal myotomy for achalasia. J Gastrointest Surg 8：328〜334, 2004.
86) Donahue PE, et al：Floppy Dor fundoplication after esophagocardiomyotomy for achalasia. Surgery 132：716〜722, 2002.
87) Jekler J, et al：Modified Heller procedure to prevent postoperative reflux esophagitis in patients with achalasia. Am J Surg 113：251〜254, 1967.
88) Noordzij JP, et al：Evaluation of omeprazole in the treatment of reflux laryngitis：A prospective, placebo-controlled, randomized, double-blind study. Laryngoscope 111：2147〜2151, 2001.
89) 渡嘉敷亮二，他：逆流性食道炎症例にみられた耳鼻咽喉科領域の症状．日気管食道会報 53：337〜342, 2002.
90) DiBaise JK, et al：Role of GERD in chronic resistant sinusitis：A prospective, open label, pilot trial. Am J Gastroenterol 97：843〜850, 2002.
91) Cohne JA, et al：Surgical trial investigating nocturnal gastroesophageal reflux and sleep (STINGERS). Surg Endosc 17：394〜400, 2003.
92) Lundell LR, et al：Endoscopic assessment od oesophagitis: clinical and functional correlates and further validation of the Los Angeles classification. Gut 45：172〜180, 1999.
93) Andujar JJ, et al：Laparoscopic repair of large paraesophageal hernia is associated with a low incidence of recurrence and reoperation. Surg Endosc 18：444〜447, 2004.
94) Pierre AF, et al：Results of laparoscopic repair of giant paraesophageal hernias：200 consecutive patients. Ann Thorac Surg 74：1909〜1915, 2002.
95) Matthews HR：A proposed classification for hiatal hernia and gastroesophageal reflux. Dis Esophagus 9：1〜3, 1996.
96) Frantzides CT, et al：Selective use of esophageal manometry and 24-hour pH monitoring before laparoscopic fundoplication. J Am Coll Surg 197：358〜363, 2003.
97) Novitsky YW, et al：Chronic cough due to gastroesophageal reflux disease：Efficacy of antireflux surgery. Surg Endosc 16：567〜571, 2002.
98) Oelschlager BK, et al：Symptomatic and physiologic outcomes after operative treatment for extraesophageal reflux. Surg Endosc 16：1032〜1036, 2002.
99) Numans ME, et al：Short-term treatment with proton-pump inhibitors as a test for gastroesophageal reflux disease：A meta-analysis of diagnostic test characteristics. Ann Intern Med 140：518〜527, 2004.
100) Anavari M, et al：Surgical outcome in gastro-esophageal reflux disease patients with inadequate response to proton pump inhibitors. Surg Endosc 17：1029〜1035, 2003.
101) Power C, et al：Factors contributing to failure of laparoscopic Nissen fundoplication and the predictive value of preoperative assessment. Am J Surg 187：457〜463, 2004.
102) Greason KL, et al：Effects of antireflux procedures on respiratory symptoms. Ann Thorac Surg 73：381〜385, 2002.
103) Brouwer R, et al：Improvement of respiratory symptoms following laparoscopic Nissen fundoplication. ANZ J Surg 73：189〜193, 2003.
104) Thoman DS, et al：Laparoscopic antireflux surgery and its effect on cough in patients with gastroesophageal reflux disease. J Gastrointest Surg 6：17〜21, 2002.
105) Fernando HC, et al：Efficacy of laparoscopic fundoplication in controlling pulmonary symptoms associated with gastroesophageal reflux disease. Surgery 138：612〜616,

2005.
106) Wright RC, et al：Improvement of laryngopharyngeal reflux symptoms after laparoscopic Hill repair. Am J Surg 185：455〜461, 2003.
107) Wetcher GJ, et al：Respiratory symptoms in patients with gastroesophageal reflux disease following medical therapy and following antireflux surgery. Am J Surg 174：639〜643, 1997.
108) Bowrey DJ, et al：Gastroesophageal reflux disease in asthma：Effects of medical and surgical antireflux therapy on asthma control. Ann Surg 231：161〜172, 2000.
109) Allen CJ, et al：Does laparoscopic fundoplication provide long-term control of gastroesophageal reflux related cough? Surg Endosc 18：633〜637, 2004.
110) Allen MS, et al：Intrathoracic stomach：Presentation and results of operation. J Thorac Cardiovasc Surg 105：253〜258, 1993.
111) Swanstrom LL, et al：Esophageal motility and outcomes following laparoscopic paraesophageal hernia repair and fundoplication. Am J Surg 177：359〜363, 1999.
112) Jenkinson AD, et al：Relationship between symptom response and oesophageal acid exposure after medical and surgical treatment for gastro-oesophageal reflux disease. Br J Surg 91：1460〜1465, 2004.
113) Olberg P, et al：Long-term outcome of surgically and medically treated patients with gastroesophageal reflux disease：A matched-pair follow-up study. Scand J Gastroenterol 40：264〜274, 2005.
114) Lundell L, et al：Long-term management of gastro-oesophageal reflux disease with omeprazole or open antireflux surgery：Results of a prospective, randomized clinical trial. Eur J Gastroenterol Hepatol 12：879〜887, 2000.
115) Anvari M, et al：Laparoscopic Nissen fundoplication is a satisfactory alternative to longterm omeprazole therapy. Br J Surg 82：938〜942, 1995.
116) Triponez F, et al：Reflux, dysphagia, and gas bloat after laparoscopic fundoplication in patients with incidentally discovered hiatal hernia and in a control group. Surgery 137：235〜242, 2005.
117) Kamolz T, et al：The outcome of laparoscopic antireflux surgery in relation to patients' subjective degree of compliance with former antireflux medication. Surg Laparosc Endosc Percutan Tech 13：155〜160, 2003.
118) Abbas AE, et al：Barrett's esophagus：The role of laparoscopic fundoplication. Ann Thorac Surg 77：393〜396, 2004.
119) Pagani M, et al：Barrett's esophagus：Combined treatment using argon plasma coagulation and laparoscopic antireflux surgery. Dis Esophagus 16：279〜283, 2003.
120) Morino M, et al：Endoscopic ablation of Barrett's esophagus using argon plasma coagulation (APC) following surgical laparoscopic fundoplication. Surg Endosc 17：539〜542, 2003.
121) Yau P, et al：Laparoscopic antireflux surgery in the treatment of gastroesophageal reflux in patients with Barrett esophagus. Arch Surg 135：801〜805, 2000.
122) Desai KM, et al：Efficacy of laparoscopic antireflux surgery in patients with Barrett's esophagus. Am J Surg 186：652〜659, 2003.
123) Kamolz T, et al：Laparoscopic antireflux surgery：Disease-related quality-of-life assessment before and after surgery in GERD patients with and without Barrett's esophagus. Surg Endosc 17：880〜885, 2003.
124) Desai KM, et al：Clinical outcomes after laparoscopic antireflux surgery in patients with and without preoperative endoscopic esophagitis. J Gastrointest Surg 7：44〜51, 2003.
125) Bammer T, et al：Outcome of laparoscopic antireflux surgery in patients with nonerosive reflux disease. J Gastrointest Surg 6：730〜737, 2002.
126) Leeder PC, et al：Laparoscopic fundoplication for patients with symptoms but no objective evidence of gastroesophageal reflux. Dis Esophagus 15：309〜314, 2002.
127) Farrell TM, et al：Response of atypical symptoms of gastro-oesophageal reflux to antireflux surgery. Br J Surg 88：1649〜1652, 2001.
128) Kamolz T, et al：Comorbidity of aerophagia in GERD patients：Outcome of laparoscopic antireflux surgery. Scand J Gastroenterol 37：138〜143, 2002.

129) Vedanovich A, et al : Psychiatric disorders affect outcomes of antireflux operations for gastroesophageal reflux disease. Surg Endosc 15 : 171～175, 2001.
130) Kamolz T, et al : Does major depression in patients with gastroesophageal reflux disease affect the outcome of laparoscopic antireflux surgery? Surg Endosc 17 : 55～60, 2003.
131) Poulin EC, et al : Correcting reflux laparoscopically. Can J Gastroenterol 12 : 327～332, 1998.
132) Fernando HC, et al : Outcomes of minimally invasive antireflux operations in the elderly : A comparative review. JSLS 7 : 311～315, 2003.
133) Coelho JC, et al : Complications of laparoscopic fundoplication in the elderly. Surg Laparosc Endosc Percutan Tech 13 : 6～10, 2003.
134) Bammer T, et al : Safety and long-term outcome of laparoscopic antireflux surgery in patients in their eighties and older. Surg Endosc 16 : 40～42, 2002.
135) Khajanchee YS, et al : Laparoscopic antireflux surgery in the elderly. Surg Endosc 16 : 25～30, 2002.
136) Oleynikov D, et al : New alternatives in the management of gastroesophageal reflux disease. Am J Surg 186 : 106～111, 2003.
137) 小澤壯治, 他 : 胃食道逆流症に対する低侵襲性内視鏡的治療. 臨床外科 60 : 1515～1523, 2005.
138) Triadafilopoulos G, et al : The Stretta procedure for the treatment of GERD : 6 and 12 month follow-up of the U.S. open label trial. Gastrointest Endosc 55 : 149～156, 2002.
139) DiBaise JK, et al : Endoluminal delivery of radiofrequency energy to the gastroesophageal junction in uncomplicated GERD : Efficacy and potential mechanism of action. Am J Gastroenterol 97 : 833～842, 2002.
140) Chadalavada R, et al : Comparative results of endoluminal gastroplasty and laparoscopic antireflux surgery for the treatment of GERD. Surg Endosc 18 : 261～265, 2004.
141) Pleskow D, et al : Endoscopic full-thickness plication for the treatment of GERD : A multicenter trial. Gastrointest Endosc 61 : 643～649, 2004.
142) Cohen LB, et al : Enteryx implantation for GERD : Expanded multicenter trial results and interim postapproval follow-up to 24 months. Gastrointest Endosc 61 : 650～658, 2005.
143) Fockens P, et al : Endoscopic augmentation of the lower esophageal sphincter for the treatment of gastroesophageal reflux disease : Multicenter study of the gatekeeper reflux repair system. Endoscopy 36 : 682～689, 2004.
144) Desai KM, et al : Symptomatic outcomes of laparoscopic antireflux surgery in patients eligible for endoluminal therapies. Surg Endosc 16 : 1669～1673, 2002.
145) Velanovich V, et al : Case-control comparison of endoscopic gastroplication with laparoscopic fundoplication in the management of gastroesophageal reflux disease : Early symptomatic outcomes. Surg Laparosc Endosc Percutan Tech 12 : 219～223, 2002.
146) Schilling D, et al : Endoluminal therapy of GERD with a new endoscopic suturing device. Gastrointest Endosc 62 : 37～43, 2005.
147) El Nakadi I, et al : Laparoscopic Nissen fundoplication after failure of Enteryx injection into the lower esophageal sphincter. Surg Endosc 18 : 818～820, 2004.
148) Velanovich V, et al : Laparoscopic Nissen fundoplication after failed endoscopic gastroplication. J Laparoendosc Adv Surg Tech A 12 : 305～308, 2002.
149) Madan AK, et al : The myth of the short esophagus. Surg Endosc 18 : 31～34, 2004.
150) O'Rourke RW, Khajanchee YS, Urbach DR, et al : Extended transmediastinal dissection : An alternative to gastroplasty for short esophagus. Arch Surg 138 : 735～740, 2003.
151) Collis JL : An operation for hiatus hernia with short esophagus. J Thorac Surg 34 : 768～773, 1957.
152) Luketich JD, et al : Minimally invasive approaches to acquired shortening of the esophagus : Laparoscopic Collis-Nissen gastroplasty. Semin Thorac Cardiovasc Surg 2 : 173～178, 2000.
153) Horvath KD, et al : The short esophagus: pathophysiology, incidence, presentation, and treatment in the era of laparoscopic antireflux surgery. Ann Surg 232 : 630～640, 2000.

154) Johnson AB, et al : Laparoscopic Collis gastroplasty and Nissen fundoplication : A new technique for the management of esophageal foreshortening. Surg Endosc 12 : 1055～1060, 1998.
155) Awad ZT, et al : Esophageal shortening during the era of laparoscopic surgery. World J Surg 25 : 558～561, 2001.
156) Urbach DR, et al : Preoperative determinants of an esophageal lengthening procedure in laparoscopic antireflux surgery. Surg Endosc 15 : 1408～1412, 2001.
157) Gastal OL, et al : Short esophagus : Analysis of predictors and clinical implications. Arch Surg 134 : 633～636, 1999.
158) Gozzetti G, et al : Pathophysiology and natural history of acquired short esophagus. Surgery 102 : 507～514, 1987.
159) Richardson JD, et al : Collis-Nissen gastroplasty for shortened esophagus : Long-term evaluation. Ann Surg 227 : 735～740, 1998.
160) 柏木秀幸 : 腹腔鏡下Collis-Nissen噴門形成術．外科治療 93 : 91～96, 2005.
161) Terry ML, et al : Stapled-wedge Collis gastroplasty for the shortened esophagus. Am J Surg 188 : 195～199, 2004.
162) Legare JF, et al : Results of Collis gastroplasty and selective fundoplication, using a left thoracoabdominal approach, for failed antireflux surgery. Eur J Cardiothorac Surg 21 : 534～540, 2002.
163) Watson A, et al : Laparoscopic 'physiological' antireflux procedure : Preliminary results of a prospective symptomatic and objective study. Br J Surg 82 : 651～656, 1995.
164) Hagedorn C, et al : Efficacy of an anterior as compared with a posterior laparoscopic partial fundoplication : Results of a randomized, controlled clinical trial. Ann Surg 238 : 189～196, 2003.
165) Ludemann R, et al : Five-year follow-up of a randomized clinical trial of laparoscopic total versus anterior 180 degrees fundoplication. Br J Surg 92 : 240～243, 2005.
166) Watson DI, et al : Multicenter, prospective, double-blind, randomized trial of laparoscopic Nissen vs anterior 90 degrees partial fundoplication. Arch Surg 139 : 1160～1167, 2004.
167) Kneist W, et al : Anterior partial fundoplication for gastroesophageal reflux disease. Langenbecks Arch Surg 388 : 174～180, 2003.
168) Krysztopik RJ, et al : A further modification of fundoplication : 90 degrees anterior fundoplication. Surg Endosc 16 : 1446～1451, 2002.
169) Baigrie RJ, et al : Randomized double-blind trial of laparoscopic Nissen fundoplication versus anterior partial fundoplication. Br J Surg 92 : 819～823, 2005.
170) Karim SS, et al : Comparison of total versus partial laparoscopic fundoplication in the management of gastroesophageal reflux disease. Am J Surg 173 : 375～378, 1997.
171) Zugel N, et al : A comparison of laparoscopic Toupet versus Nissen fundoplication in gastroesophageal reflux disease. Langenbeck's Arch Surg 386 : 494～498, 2002.
172) Fernando HC, et al : Outcomes of laparoscopic Toupet compared to laparoscopic Nissen fundoplication. Surg Endosc 16 : 905～908, 2002.
173) Bell RCW, et al : Clinical and manometric results of laparoscopic partial (Toupet) and complete (Rosetti-Nissen) funndoplication. Surg Endosc 10 : 724～728, 1996.
174) Catarci M, et al : Evidence-based appraisal of antireflux fundoplication. Ann Surg 239 : 325～337, 2004.
175) Fibbe C, et al : Esophageal motility in reflux disease before and after fundoplication: A prospective, randomized, clinical, and manometric study. Gastroenterology 121 : 5～14, 2001.
176) Zornig C, et al : Nissen vs Toupet laparoscopic fundoplication : A prospective randomized study of 200 patients with and without preoperative motility disorder. Surg Endosc 16 : 758～766, 2002.
177) Bessell JR, et al : Chronic dysphagia following laparoscopic fundoplication. Br J Surg 87 : 1341～1345, 2000.
178) Beckingham IJ, et al : Oesophageal dysmotility is not assoiciated with poor outcome after laparoscopic Nissen fundoplication. Br J Surg 85 : 1290～1293, 1998.
179) Booth M, et al : Preoperative esophageal body motility does not influence the outcome of

laparoscopic Nissen fundoplication for gastroesophageal reflux disease. Dis Esophagus 15：57～60, 2002.
180) Baigrie RJ, et al：Outcome of laparoscopic Nissen fundoplication in patients with disordered preoperative peristalsis. Gut 40：381～385, 1997.
181) Erenoglu C, et al：Laparoscopic Toupet versus Nissen fundoplication for the treatment of gastroesophageal reflux disease. Int Surg 88：219～225, 2003.
182) Bell RCW, et al：Patterns of success and failure with laparoscopic Toupet fundoplication. Surg Endosc 13：1189～1194, 1999.
183) 柏木秀幸, 他：胃食道逆流症（GERD）に対する腹腔鏡下手術. 消化器外科 24：1713～1722, 2001.
184) Laine S, et al：Laparoscopic vs conventional Nissen fundoplication：A prospective randomized study. Surg Endosc 11：441～444, 1997.
185) Nilsson G, et al：Randomized clinical trials of laparoscopic versus open fundoplication：Blind evaluation of recovery and discharge period. Br J Surg 87：873～878, 2000.
186) Chyrysos E, et al：Laparoscopic vs open approach for Nissen fundoplication：A comparative study. Surg Endosc 161：1679～1684, 2002.
187) Are C, et al：Decreased cardiac output in humans during laparoscopic antireflux surgery：Direct measurements. J Laparoendosc Adv Surg Tech A 13：139～146, 2003.
188) 稲冨千亜紀, 他：術前に診断できなかった食道アカラシア合併外傷症例における麻酔導入時の誤嚥. 日臨麻会誌 25：347～351, 2005.
189) 寺田美緒子, 他：麻酔導入時に誤嚥をきたした食道アカラシアの1例. 臨床麻酔 28：802～804, 2004.
190) Ackroyd R, et al：Laparoscopic cardiomyotomy and anterior partial fundoplication for achalasia. Surg Endosc 15：683～686, 2001.
191) Zaninotto G, et al：Etiology, diagnosis, and treatment of failures after laparoscopic Heller myotomy for achalasia. Ann Surg 235：186～192, 2002.
192) Guardino JM, et al：Pneumatic dilation for the treatment of achalasia in untreated patients and patients with failed Heller myotomy. J Clin Gastroenterol 38：855～860, 2004.
193) Patti MG, et al：Laparoscopic Heller myotomy and Dor fundoplication for achalasia：Analysis of successes and failures. Arch Surg 136：870～877, 2001.
194) Streitz JM Jr, et al：Achalasia and squamous cell carcinoma of the esophagus：Analysis of 241 patients. Ann Thorac Surg 59：1604～1609, 1995.
195) Agha FP, et al：Barrett's esophagus complicating achalasia after esophagomyotomy：A clinical, radiologic, and pathological study of 70 patients with achalasia and related motor disorders. J Clin Gastroenterol 9：232～237, 1987.
196) Ellis FH Jr, et al：Esophageal achalasia and adenocarcinoma in Barrett's esophagus：A report of two cases and a review of the literature. Dis Esophagus 10：55～60, 1997.
197) Boom HD, et al：Long-term use of acid-suppressive therapy after the endoscopic diagnosis of reflux esophagitis. Dis Esophagus 13：271～274, 2000.
198) Isolauri J, et al：Natural course of gastroesophageal reflux disease：17-22 year follow-up of 60 patients. Am J Gastroenterol 92：37～41, 1997.
199) Wenner J, et al：Short-term outcome after laparoscopic and open 360 degrees fundoplication：A prospective randomized trial. Surg Endosc 15：1124～1128, 2001.
200) Luostarinen M, et al：Dysphagia and oesophageal clearance after laparoscopic versus open Nissen fundoplication：A randomized, prospective trial. Scand J Gastroenterol 36：565～571, 2001.
201) Ackroyd R, et al：Randomized clinical trial of laparoscopic versus open fundoplication for gastro-oesophageal reflux disease. Br J Surg 91：975～982, 2004.
202) Kamolz T, et al：Expectations of patients with gastroesophageal reflux disease for the outcome of laparoscopic antireflux surgery. Surg Laparosc Endosc Percutan Tech 12：389～392, 2002.
203) Jones R, et al：Laparoscopic fundoplication：A three-year review. Am Surg 62：632～635, 1996.
204) Kahrilas PJ, et al：Esophagogastric junction pressure topography after fundoplication.

Surgery 127：200～208, 2000.
205) Pursnani KG, et al：Evaluation of the antireflux mechanism following laparoscopic fundoplication. Br J Surg 84：1157～1161, 1997.
206) Tew S, et al：Belching and bloating：Facts and fantasy after antireflux surgery. Br J Surg 87：477～481, 2000.
207) Fontaumard E, et al：Laparoscopic Nissen-Rossetti fundoplication：First results. Surg Endosc 9：869～873, 1995.
208) Dallemagne R, et al：Results of laparoscopic Nissen fundoplication. Hepatogastroenterology 45：1338～1343, 1998.
209) Zaninotto G, et al：A prospective multicenter study on laparoscopic treatment of gastroesophageal reflux disease in Italy：Type of surgery, conversions, complications, and early results. Study Group for the Laparoscopic Treatment of Gastroesophageal Reflux Disease of the Italian Society of Endoscopic Surgery (SICE). Surg Endosc 14：282～288, 2000.
210) Collet D, et al：Conversions and complications of laparoscopic treatment of gastroesophageal reflux disease. Formation for the Development of Laparoscopic Surgery for Gastroesophageal Reflux Disease Group. Am J Surg 169：622～626, 1995.
211) Granderath FA, et al：Long-term results of laparoscopic antireflux surgery：Surgical outcome and analysis of failure after 500 laparoscopic antireflux procedures. Surg Endosc 16：753～757, 2002.
212) Pessaux P, et al：Morbidity of laparoscopic fundoplication for gastroesophageal reflux：A retrospective study about 1470 patients. Hepatogastroenterology 49 (44)：447～450, 2002.
213) Carlson MA, et al：Complications and results of primary minimally invasive antireflux procedures：A review of 10,735 reported cases. J Am Coll Surg 193：428～439, 2001.
214) Watson DI, et al：Complications of laparoscopic antireflux surgery. Surg Endosc 15：344～352, 2001.
215) Pessaux P, et al：Laparoscopic antireflux surgery：Five-year results and beyond in 1340 patients. Arch Surg 140：946～951, 2005.
216) Coelho JC, et al：Late laparoscopic reoperation of failed antireflux procedures. Surg Laparosc Endosc Percutan Tech 14：113～117, 2004.
217) Anvari M, et al：Five-year comprehensive outcomes evaluation in 181 patients after laparoscopic Nissen fundoplication. J Am Coll Surg 196：51～57, 2003.
218) Soper NJ, et al：Anatomic fundoplication failure after laparoscopic antireflux surgery. Ann Surg 229：669～677, 1999.
219) Leeder PC, et al：Laparoscopic management of large paraesophageal hiatal hernia. Surg Endosc 17：1372～1375, 2003.
220) 井手博子, 他：食道アカラシアと広範性痙攣症；術中内圧測定併用の意義とJekler変法の治療成績について. 外科診療 36：827～836, 1994.
221) Kostic S, et al：Leakage testing at the time of surgical oesophageal myotomy. Dig Surg 21：223～226, 2004.
222) Chapman JR, et al：Achalasia treatment：Improved outcome of laparoscopic myotomy with operative manometry. Arch Surg 139：508～513, 2004.
223) Corcione F, et al：Surgical laparoscopy with intraoperative manometry in the treatment of esophageal achalasia. Surg Laparosc Endosc 7：232～235, 1997.
224) Nussbaum MS, et al：Intraoperative manometry to assess the esophagogastric junction during laparoscopic fundoplication and myotomy. Surg Laparosc Endosc Percutan Tech 11：294～300, 2001.
225) Taskin M, et al：Balloon dilation-assisted laparoscopic Heller myotomy and Dor fundoplication. Surg Laparosc Endosc Percutan Tec 13：1～5, 2003.
226) Patti MG, et al：An analysis of operations for gastroesophageal reflux disease：Identifying the important technical elements. Arch Surg 133：600～607, 1998.
227) Watson DI, et al：Prospective double-blind randomized trial of laparoscopic Nissen fundoplication with division and without division of short gastric vessels. Ann Surg 226：642～652, 1997.

228) O'Boyle CJ, et al：Division of short gastric vessels at laparoscopic Nissen fundoplication：A prospective double-blind randomized trial with 5-year follow-up. Ann Surg 235：165～170, 2002.
229) Blomqvist A, et al：Impact of complete gastric fundus mobilization on outcome after laparoscopic total fundoplication. Gastrointest Surg 4：493～500, 2000.
230) Chrysos E, et al：Prospective randomized trial comparing Nissen to Nissen-Rossetti technique for laparoscopic fundoplication. Am J Surg 182：215～221, 2001.
231) Sato K, et al：Causes of long-term dysphagia after laparoscopic Nissen fundoplication. JSLS 6：35～40, 2002.
232) Engstrom C, et al：Mechanical consequences of short gastric vessel division at the time of laparoscopic total fundoplication. J Gastrointest Surg 8：442～447, 2004.
233) Watson DI, et al：A prospective randomized trial of laparoscopic Nissen fundoplication with anterior vs posterior hiatal repair. Arch Surg 136：745～751, 2001.
234) Selima MA, et al：Hiatal stenosis after laparoscopic Nissen fundoplication：A report of 2 cases. JSLS 6：397～399, 2002.
235) Varga G, et al：Prevention of recurrence by reinforcement of hiatal closure using ligamentum teres in laparoscopic repair of large hiatal hernias. Surg Endosc 18：1051～1053, 2004.
236) Kamolz T, et al：Dysphagia and quality of life after laparoscopic Nissen fundoplication in patients with and without prostetic reinforcement of the hiatal crura. Surg Endosc 16：572～577, 2002.
237) Granderath FA, et al：Laparoscopic antireflux surgery with routine mesh-hiatoplasty in the treatment of gastroesophageal reflux disease. J Gastrointest Surg 6：347～353, 2002.
238) Granderath FA, et al：Laparoscopic Nissen fundoplication with prosthetic hiatal closure reduces postoperative intrathoracic wrap herniation：Preliminary results of a prospective randomized functional and clinical study. Arch Surg 140：40～48, 2005.
239) DeMeester TR, et al：Nissen fundoplication for gastro-esophageal reflux disease：Evaluation of primary repair in 100 consecutive patients. Am Surg 204：9～20, 1986.
240) Patterson E, et al：Effect of an esophageal bougie on the incidence of dysphagia following Nissen fundoplication：A prospective, blinded, randomized clinical trial. Arch Surg 135：1055～1062, 2000.
241) Novitsky YQ, et al：Is the use of a bougie necessary for laparoscopic Nissen fundoplication? Arch Surg 137：402～406, 2002.
242) Walsh JD, et al：Patient outcomes and dysphagia after laparoscopic antireflux surgery performed without use of intraoperative esophageal dilators. Am Surg 69：219～223, 2003.
243) Chang L, et al：Improving accuracy in identifying the gastroesophageal junction during laparoscopic antireflux surgery. Surg Endosc 17：390～393, 2003.
244) Boutelier P, et al：An alternative fundoplicative maneuver for gastroesophageal reflux. Am J Surg 143：260～264, 1982.
245) Guarnar D, et al：A new antireflux procedure at the esophago-gastric junction：Experimental evaluation. Arch Surg 110：101～106, 1965.
246) Menguy R：Modified fundoplication which preserves the ability to belch. Surgery 894：301～307, 1978.
247) Wilkinson NW, et al：Splenic infarction following laparoscopic Nissen fundoplication：Management strategies. JSLS 7：359～365, 2003.
248) Kozarek RA, et al：Complications associated with laparoscopic anti-reflux surgery：One multispecialty clinic's experience. Gastrointest Endosc 46：527～531, 1997.
249) Lindeboom MY, et al：Gastric emptying and vagus nerve function after laparoscopic partial fundoplication. Ann Surg 240：785～790, 2004.
250) Ukleja A, et al：Vagus nerve injury with severe diarrhea after laparoscopic antireflux surgery. Dig Dis Sci 47：1590～1593, 2002.
251) Klingler PJ, et al：Aberrant left hepatic artery in laparoscopic antireflux procedures. Surg Endosc 18：807～811, 2004.
252) Hawasli A：Spontaneous resolution of massive laparoscopy-associated pneumothorax：

The case of the bulging diaphragm and review of the literature. J Laparoendosc Adv Surg Tech A 12：77〜82, 2002.
253) Gorecki PJ, et al：Redo laparoscopic surgery for achalasia：Is it feasible? Surg Endosc 16：772〜776, 2002.
254) Ellis FH Jr, et al：Ten to 20-year clinical results after short esophagomyotomy without an antireflux procedure（modified Heller operation）for esophageal achalasia. Eur J Cardiothorac Surg 6：86〜89, 1992.
255) Bloomston M, et al：Early results of laparoscopic Heller myotomy do not necessarily predict long-term outcome. Am J Surg 187：403〜407, 2004.
256) Wills VL, et al：Functional outcome after Heller myotomy and fundoplication for achalasia. J Gastrointest Surg 5：408〜413, 2001.
257) 太田正穂，他：アカラシア再手術症例の検討．日臨外会誌 59：1484〜1490, 1998.
258) Robinson TN, et al：Laparoscopic treatment of recurrent dysphagia following transthoracic myotomy for achalasia. J Laparoendosc Adv Surg Tech A 13：401〜403, 2003.
259) Hsu HS, et al：Short-segment colon interposition for end-stage achalasia. Ann Thorac Surg 76：1706〜1710, 2003.
260) 矢野文章，他：食道アカラシア術後の逆流性食道炎に対して再手術を施行した1例．手術 57：641〜644, 2003.
261) Guo JP, et al：Barrett's esophagus and achalasia. J Clin Gastroenterol 34：439〜443, 2002.
262) Leggett PL, et al：Aortic injury during laparoscopic fundoplication：An underreported complication. Surg Endosc 16：362, 2002.
263) Hinder RA, et al：Laparoscopic Nissen fundoplication is an effective treatment for gastroesophageal reflux disease. Ann Surg 220：472〜483, 1994.
264) Mansour KA, et al：Delayed intrathoracic rupture of herniated Nissen fundoplication：Report of two cases. Ann Thorac Surg 75：1957〜1959, 2003.
265) Su-Gandarilla J, et al：Gastropericardial fistula after failure of laparoscopic hiatal repair. Dis Esophagus 13：262〜264, 2000.
266) Bacelar TS, et al：Postoperative chylous ascites：A rare complication of laparoscopic Nissen fundoplication. JSLS 7：269〜271, 2003.
267) Steele SR, et al：Superior mesenteric vein thrombosis following laparoscopic Nissen fundoplication. JSLS 7：159〜163, 2003.
268) Davies M, et al：Spontaneous resolution of a superior mesenteric vein thrombosis after laparoscopic Nissen fundoplication. Ann R Coll Surg Engl 84：177〜180, 2002.
269) Strate T, et al：Intractable hiccup：An odd complication after laparoscopic fundoplication for gastroesophageal reflux disease. Surg Endosc 16：1109, 2002.
270) 坪井一人，他：胃食道逆流症に対する腹腔鏡下Nissen噴門形成術施行後に難治性高位胃潰瘍をきたした1例．日消外会誌 36：1510〜1513, 2003.
271) Lochegnies A, et al：Quality of life assessment after Nissen fundoplication. Acta Chir Belg 101：20〜24, 2001.
272) Beldi G, et al：Long-term gastrointestinal symptoms after laparoscopic Nissen fundoplication. Surg Laparosc Endosc Percutan Tech 12：316〜319, 2002.
273) Peters JH, et al：The treatment of gastroesophageal reflux disease with laparoscopic Nissen fundoplication-prosepective evaluation of 100 patients with typical symptoms. Ann Surg 288：40〜50, 1998.
274) Kamolz T, et al：Mid- and long-term quality of life assessments after laparoscopic fundoplication and refundoplication：A single unit review of more than 500 antireflux procedures. Dig Liver Dis 34：470〜476, 2002.
275) Markus PM, et al：Laparoscopic fundoplication. Surg Endosc 16：48〜53, 2002.
276) Stein HJ, et al：Failure of antireflux surgery：Causes and management strategies. Am J Surg 171：36〜39, 1996.
277) Booth MI, et al：Results of laparoscopic Nissen fundoplication at 2-8 years after surgery. Br J Surg 89：476〜481, 2002.
278) Anvari M, et al：Laparoscopic Nissen fundoplication：Two-year comprehensive follow-up of a technique of minimal paraesophageal dissection. Ann Surg 227：25〜32, 1998.

279) Graziano K, et al：Recurrence after laparoscopic and open Nissen fundoplication：A comparison of the mechanisms of failure. Surg Endosc 17：704〜707, 2003.
280) Granderath FA, et al：Laparoscopic refundoplication with prosthetic hiatal closure for recurrent hiatal hernia after primary failed antireflux surgery. Arch Surg 138：902〜907, 2003.
281) Rieger NA, et al：Reoperation after failed antireflux surgery. Br J Surg 81：1159〜1161, 1994.
282) Franzen T, et al：Symptoms and reflux competence in relation to anatomical findings at reoperation after laparoscopic total fundoplication. Eur J Surg 168：701〜706, 2002.
283) Awad ZT, et al：Laparoscopic reoperative antireflux surgery. Surg Endosc 15：1401〜1407, 2001.
284) Granderath FA, et al：Is laparoscopic refundoplication feasible in patients with failed primary open antireflux surgery? Surg Endosc 16：381〜385, 2002.
285) Luketich JD, et al：Outcomes after minimally invasive reoperation for gastroesophageal reflux disease. Ann Thorac Surg 74：328〜331, 2002.
286) Braghetto I, et al：Results of surgical treatment for recurrent postoperative gastroesophageal reflux. Dis Esophagus 15：315〜322, 2002.
287) Csendes A, et al：Dysplasia and adenocarcinoma after classic antireflux surgery in patients with Barrett's esophagus：The need for long-term subjective and objective follow-up. Ann Surg 235：178〜185, 2002.
288) Sandbu R, et al：Laparoscopic antireflux surgery in routine hospital care. Scand J Gastroenterol 37：132〜137, 2002.
289) Dunnington GL, et al：Outcome effect of adherence to operative principles of Nissen fundoplication by multiple surgeons. Am J Surg 166：654〜657, 1993.
290) Stewart GD, et al：Comparison of three different procedures for antireflux surgery. Br J Surg 91：724〜729, 2004.
291) Bloomston M, et al：The learning curve in videoscopic Heller myotomy. JSLS 6：41〜47, 2002.
292) Watson DI, et al：A learning curve for laparoscopic fundoplication：Definable, avoidable, or a waste of time? Ann Surg 224：198〜203, 1996.
293) 柏木秀幸，他：食道裂孔ヘルニア．臨牀消化器内科 23：833〜840, 2008.
294) 柏木秀幸，他：アカラシア・胃食道逆流症に対する腹腔鏡下手術．外科 68：1434〜1441, 2006.

JCLS 〈(株)日本著作出版権管理システム委託出版物〉

本書の複製権・翻訳権・上映権・譲渡権・公衆送信権（送信可能化権を含む）は株式会社へるす出版が保有します。
本書の無断複写は著作権法上での例外を除き禁じられています。複写される場合は，その都度事前に(株)日本著作出版権管理システム（電話 03-3817-5670，FAX 03-3815-8199）の許諾を得てください。

消化器内視鏡下手術シリーズ〜標準的手技を学ぶ⑥
腹腔鏡下アカラシア手術，GERD・食道裂孔ヘルニア手術

定価（本体価格 5,200円＋税）

2009年2月10日　第1版第1刷発行

監　修	木村　泰三
著　者	柏木　秀幸
発行者	岩井　壽夫
発行所	株式会社　へるす出版
	〒164-0001　東京都中野区中野 2-2-3
	電話　（03）3384-8035（販売）　　（03）3384-8155（編集）
	振替　00180-7-175971
印刷所	あづま堂印刷株式会社

©2008, Hideyuki Kashiwagi, Printed in Japan　　〈検印省略〉
落丁本，乱丁本はお取り替えいたします。
ISBN 978-4-89269-615-2